The Code Stroke Handbook
Approach to the Acute Stroke Patient

急性脑卒中治疗指南

原著 [加] Andrew Micieli [加] Raed Joundi [加] Houman Khosravani
[加] Julia Hopyan [加] David J. Gladstone
主译 江 涛 王晓健

中国科学技术出版社
· 北 京 ·

图书在版编目（CIP）数据

急性脑卒中治疗指南 /（加）安德鲁·米切利 (Andrew Micieli) 等原著；江涛，王晓健主译. — 北京：中国科学技术出版社，2024.8

ISBN 978-7-5236-0460-1

Ⅰ. ①急… Ⅱ. ①安… ②江… ③王… Ⅲ. ①急性病–脑血管疾病–诊疗–指南 Ⅳ. ① R743-62

中国国家版本馆 CIP 数据核字 (2024) 第 039820 号

著作权合同登记号：01-2023-4140

策划编辑 宗俊琳 郭仕薪
责任编辑 延 锦
文字编辑 汪 琼 韩 放
装帧设计 佳木水轩
责任印制 徐 飞

出 版 中国科学技术出版社
发 行 中国科学技术出版社有限公司
地 址 北京市海淀区中关村南大街 16 号
邮 编 100081
发行电话 010-62173865
传 真 010-62179148
网 址 http://www.cspbooks.com.cn

开 本 787mm × 1092mm 1/32
字 数 124 千字
印 张 7.25
版 次 2024 年 8 月第 1 版
印 次 2024 年 8 月第 1 次印刷
印 刷 北京盛通印刷股份有限公司
书 号 ISBN 978-7-5236-0460-1/R · 3166
定 价 98.00 元

（凡购买本社图书，如有缺页、倒页、脱页者，本社销售中心负责调换）

版权声明

The Code Stroke Handbook: *Approach to the Acute Stroke Patient*
Andrew Micieli, Raed Joundi, Houman Khosravani, Julia Hopyan, David J. Gladstone
ISBN: 978-0-12-820522-8
Copyright © 2020 Elsevier Inc.
Published by Elsevier Inc. All right reserved
Authorized Chinese translation published by China Science and Technology Press.

急性脑卒中治疗指南（江涛　王晓健，译）
ISBN: 978-7-5236-0460-1
Copyright © Elsevier Inc. and China Science and Technology Press. All rights reserved.
No part of this publication may be reproduced or transmitted in any form or by any means, electronic or mechanical, including photocopying, recording, or any information storage and retrieval system, without permission in writing from Elsevier (Singapore) Pte Ltd. Details on how to seek permission, further information about the Elsevier's permissions policies and arrangements with organizations such as the Copyright Clearance Center and the Copyright Licensing Agency, can be found at our website: www.elsevier.com/permissions.
This book and the individual contributions contained in it are protected under copyright by Elsevier Inc. and China Science and Technology Press (other than as may be noted herein).

This edition of *The Code Stroke Handbook*: *Approach to the Acute Stroke Patient* is published by China Science and Technology Press under arrangement with ELSEVIER INC.
This edition is authorized for sale in China only, excluding Hong Kong, Macau and Taiwan. Unauthorized export of this edition is a violation of the Copyright Act. Violation of this Law is subject to Civil and Criminal Penalties.

本版由 ELSEVIER INC. 授权中国科学技术出版社在中国大陆地区（不包括香港、澳门以及台湾地区）出版发行。
本版仅限在中国大陆地区（不包括香港、澳门以及台湾地区）出版及标价销售。未经许可之出口，视为违反著作权法，将受民事及刑事法律之制裁。
本书封底贴有 Elsevier 防伪标签，无标签者不得销售。

注　意

本书涉及领域的知识和实践标准在不断变化。新的研究和经验拓展我们的理解，因此须对研究方法、专业实践或医疗方法作出调整。从业者和研究人员必须始终依靠自身经验和知识来评估和使用本书中提到的所有信息、方法、化合物或本书中描述的实验。在使用这些信息或方法时，他们应注意自身和他人的安全，包括注意他们负有专业责任的当事人的安全。在法律允许的最大范围内，爱思唯尔、译文的原文作者、原文编辑及原文内容提供者均不对因产品责任、疏忽或其他人身或财产伤害及 / 或损失承担责任，亦不对由于使用或操作文中提到的方法、产品、说明或思想而导致的人身或财产伤害及 / 或损失承担责任。

译者名单

主　译　江　涛　王晓健

译　者　（以姓氏笔画为序）

王晓健　安徽医科大学第一附属医院
王绪扣　安徽医科大学第一附属医院北区
计　晓　安徽医科大学第一附属医院北区
吕达平　安徽医科大学第一附属医院北区
刘　飞　安徽医科大学第一附属医院
刘志杰　安徽医科大学第一附属医院北区
江　涛　安徽医科大学第一附属医院北区
江录伟　安徽医科大学第一附属医院北区
杜梦成　安徽医科大学第二附属医院
李仲森　安徽医科大学附属阜阳医院
杨　乔　安徽医科大学第一附属医院北区
杨露露　安徽医科大学第一附属医院北区
吴小三　安徽医科大学第二附属医院
汪　威　安徽医科大学第二附属医院
沈　杰　安徽医科大学第二附属医院
张　洋　安徽医科大学第二附属医院
张连富　安徽省第二人民医院
陈光贵　六安市人民医院

茆　翔　安徽医科大学第一附属医院
林可懿　安徽医科大学第一附属医院北区
罗　靖　安徽医科大学第一附属医院
宗　刚　安徽医科大学第二附属医院
赵庭生　安徽医科大学第一附属医院北区
顾　松　安徽医科大学第一附属医院
钱　煜　安徽医科大学第一附属医院
翁传波　安徽医科大学第一附属医院北区
高耀天　安徽医科大学第一附属医院北区
黄克兵　六安市人民医院
董　浩　安徽医科大学第一附属医院北区
韩中奎　阜阳市肿瘤医院
程谦涛　安徽医科大学第一附属医院北区
谢成娟　安徽医科大学第一附属医院
谢理政　安徽医科大学第一附属医院
潘　立　安徽医科大学第一附属医院

学术秘书　计　晓　林可懿

内容提要

本书引进自 Elsevier 出版集团，是一部前沿的脑卒中疾病诊疗指南。全书共 12 章，内容涵盖了急性脑卒中病史采集、脑卒中综合征、脑卒中影像学，以及脑卒中的药物治疗、介入取栓、围术期管理等内容，为临床医生快速准确地展示了急性脑卒中的整体治疗途径，以期最大限度地为医学专业人员从大量脑卒中文献中快速且准确地获得相关指引，是相关专业医务人员的实用参考书。

主译简介

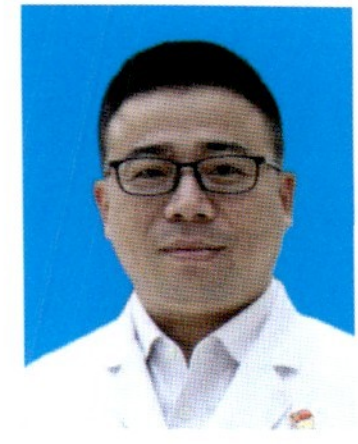

江　涛

医学博士，副教授，博士研究生导师，安徽医科大学第一附属医院北区 / 安徽省公共卫生临床中心神经外科主任。中国医师协会神经介入专业第二届委员会委员，中国卒中学会神经介入分会第二届委员会委员，中国老年保健医学研究会慢性病防治管理委员会委员，安徽省医师协会神经介入专业委员会副主任委员，安徽省医学会神经外科分会委员，安徽省微创医学会神经外科分会委员，安徽省中西医结合学会神经外科分会常务委员，安徽省抗癫痫协会理事。主要从事脑血管病的临床规范化治疗及科研，在出血性及缺血性疾病方面开展开颅及介入手术，并致力于融合手术与介入综合治疗脑血管病的工作。同时在临床开展帕金森、癫痫的调控手术、颅内各部位肿瘤的显微手术治疗、重症颅脑损伤的综合治疗与促醒等方面的工作。

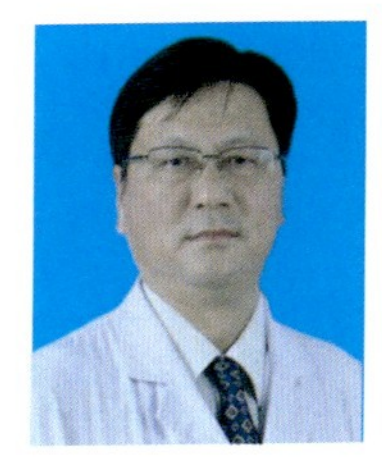

王晓健

副主任医师，安徽医科大学第一附属医院神经外科脑血管病亚专业组负责人。中华医学会神经外科分会神经介入学组委员，中国介入医师协会第三届委员，中国卒中学会神经介入分会第二届委员，安徽省医学会神经外科分会常委（第七届）及脑血管病学组副组长，安徽省医师协会神经外科分会常务委员（第一届），安徽省医师协会神经介入专业委员会副主任委员。从事神经外科临床工作20余年，擅长出血性及缺血性脑血管疾病的诊断和治疗，尤其在脑动脉瘤、脑动静脉畸形、硬脑膜动静脉瘘、颈动脉及颅内动脉狭窄、烟雾病等方面具有丰富的临床经验。作为主要研究者参与国家“十二五”科技支撑计划项目2项，在国内外核心期刊发表论文10余篇。

原著者简介

Andrew Micieli, MD

Senior Neurology Resident, University of Toronto, Toronto, ON, Canada

Raed Joundi, MD, DPhil, FRCPC

Neurologist and Stroke Fellow, University of Calgary, Calgary, AB, Canada

Houman Khosravani, MD, PhD, FRCPC

Assistant Professor, Division of Neurology, Department of Medicine, University of Toronto, Toronto, ON, Canada

Division of Neurology, Department of Medicine, Hurvitz Brain Sciences Program, and Regional Stroke Centre, Sunnybrook Health Sciences Centre,Neurology Quality and Innovation Lab（NQIL）, Toronto, ON, Canada

Julia Hopyan, MBBS, FRACP, FRCPC

Assistant Professor, Division of Neurology, Department of Medicine, University of Toronto, Toronto, ON, Canada

Division of Neurology, Department of Medicine, Hurvitz Brain Sciences Program, and Regional Stroke Centre, Sunnybrook Health Sciences Centre,Toronto, ON, Canada

David J. Gladstone, BSc, MD, PhD, FRCPC

Associate Professor, Division of Neurology, Department of Medicine, University of Toronto, Toronto, ON, Canada

Division of Neurology, Department of Medicine, Hurvitz Brain Sciences Program, and Regional Stroke Centre, Sunnybrook Health Sciences Centre,and Sunnybrook Research Institute, Toronto, ON, Canada

译者前言

我们很荣幸能够得到原著者及中国科学技术出版社的认可与支持，承担这部精彩的《急性脑卒中治疗指南》的翻译工作。

如今的脑卒中相关文献数量多、更新快，如何帮助临床医生从大量的脑卒中文献中快速且准确地获得相关指引，是五位原著者编撰本书的初衷。五位原著者均为加拿大的知名神经科学专家，当中不仅有神经内科医生（Andrew Micieli），还有神经病学专家和神经科学教授。全书共 12 章，先从急性脑卒中的病史采集、脑卒中综合征、脑卒中的影像学着手，然后系统阐述了脑卒中的药物治疗、介入取栓及围术期管理。笔者团队力图向临床医生快速准确地展示急性脑卒中的整体治疗途径，为临床争分夺秒地救治患者提供帮助。

最后，感谢每一位参与翻译的医生。正是他们在繁忙的工作之余利用仅有的空闲时间，兢兢业业地完成了本书的翻译。感谢翻译团队的学术秘书在协调译者、梳理稿件等方面所做的贡献，也感谢出版社各位编辑老师的辛苦工作。希望本书能为奋战在临床一线的同行提供一些帮助。

安徽医科大学第一附属医院北区　江　涛

安徽医科大学第一附属医院　王晓健

原书前言

1 例 65 岁的患者因 45min 前开始的脑卒中症状来到急诊科。你可以称为 STAT!

近年来，急性脑卒中的管理发生了巨大变化。在急性治疗、诊断性神经成像和有组织的护理系统方面取得了巨大进展，使患者获得了更好的预后。脑卒中已经从一种在急性期基本上无法治疗的疾病发展为一种真正的医疗紧急情况，有可能被治疗，有时甚至可以治愈。《急性脑卒中应急响应准则》是指一种基于团队的脑卒中患者护理协调方法，需要快速准确地评估、诊断和治疗以挽救大脑，并最大限度地减少永久性损伤。

本书包含了急性脑卒中的“要领”，可以帮助临床医生提供最佳的患者护理方案。

本书旨在帮助一线医生、护士、护理人员和不同培训水平的学习者，重点介绍了临床要点和误区、指南建议及标准教科书中不易获得的其他有益信息。它囊括了许多实用的提示，可帮助读者为下一次脑卒中急救做好准备，并减少当脑卒中寻呼机响起时您可能感到的焦虑。

- 易于阅读的实用临床资源，共 12 章，涵盖了脑卒中准则咨询的基本知识，包括病史记录、脑卒中模拟、神经学检查、急性脑卒中成像技术［计算机断层扫描（computer tomography，CT）/ CT 血管造影 / CT 灌注成像］和治疗（溶栓和血管内治疗）相关内容。

- 包括临床要点和误区、神经解剖图和脑卒中综合征。以易于查阅记忆的编排形式和便于携带的小开本呈现，以便在医院随叫随到时快速参考。
- 为医学生和住院医师提供了基础知识，以便他们尽快融入神经科、急诊科或内科轮转工作。

谨以本书献给我们的脑卒中患者及其家属，以及我们的同事、老师和导师，他们教会了我们很多。

希望您喜欢这本书。

Andrew Micieli
Raed Joundi
Houman Khosravani
Julia Hopyan
David J. Gladstone

致　谢

Andrew Micieli 尚未获得学术项目支持。

Joundi 博士获得的脑卒中奖学金由加拿大健康研究所资助。

Khosravani 博士得到了桑尼布鲁克健康科学中心医学系、多伦多大学质量改进和患者安全中心及加拿大血栓协会的支持。

Hopyan 博士得到了桑尼布鲁克健康科学中心医学系的支持。

Gladstone 博士得到了桑尼布鲁克健康科学中心医学系、Potts 主席、Tory 家族的支持，以及加拿大心脏和脑卒中基金会颁发的在职研究员奖。

目　录

第1章　病史采集

History Taking

顾　松　谢成娟　林可懿　译

“滴——滴——滴——”，急诊病区的急性脑卒中准则（stoke code）预警响起，是急诊10床！

欢迎阅读本书，我们开始吧。

急性脑卒中治疗流程的初步评估包括患者的临床表现是否符合急性脑卒中或假性脑卒中的诊断标准。本书前两章将会对这个问题作出解答。如同侦探探案一样，你需要全神贯注，收集重要线索，排除其他干扰，在有限的时间里争分夺秒。第1章将为您提供一个循序渐进的方法。

- 从各种渠道中收集相关临床信息和采集病史，力争做到信息准确、重点突出。
- 确定常见的临床症状是否与急性脑卒中有关。

第2章将讨论各种假性脑卒中，以及临床上如何进行鉴别诊断。

识别早期脑卒中症状对于快速转移患者到脑卒中中心十分重要。地方的急诊医疗中心（Emergency Medical Service，EMS）应有识别并优先处理潜在脑卒中病例的流程，并尽量在最短的时间内将患者运输到合适的脑卒中中心。首字母缩略词 FAST 目前被宣传以促进公众的脑卒中意识。FAST 包括：急性面瘫（face）、突发一侧肢体无力（arm）、突发言语困难（speech）及拨打 EMS 时的发病时间（time）。大多数院前脑卒中筛查工具都包括几种上述症状的组合。

据估计，每一分钟都有近 200 万个神经元在急性缺血性脑卒中的进展中死亡。治疗每耽误 1 小时，大脑失去的神经元数量相当于正常老化 3.6 年。因此我们常说“时间就是大脑”。

理想的脑卒中治疗目标

- 要求从患者就诊至开始注射组织型纤溶酶原激活物（tissue plasminogen activator，t-PA）的时间：＜30min。
- 患者到达脑卒中综合中心到股动脉穿刺（血管内治疗）的时间：＜60min。

治疗越早，残疾越少；因此，快速评估旨在挽救更多的大脑和生命。

对于值班的住院医师或医学生，第一项任务很简单：写下你收到急性脑卒中治疗流程的信息的时间。在急性脑卒中治疗流程中还有很多可能需要记录的时间参数，包括患者就诊的时间，第一次计算机断层扫描（computer tomography，CT）的时间，以及 t-PA 注射的时间。这些时间参数在计算“就诊到 CT 扫描的时间”，以及“就诊到溶栓的时间”时非常重要。毕竟，脑卒中患者越快得到治疗，他们就越有可能获得功能独立的预后。

急性脑卒中治疗流程在急诊的分诊存在区域性差异。在有的医院，寻呼机可能会通知你急诊科里脑卒中患者所在的位置（或住院病房），或者如果他们还没有在急诊科，你可能需要拨打寻呼机上的号码以确认已收到信息并询问脑卒中患者的位置及预计到达的时间。

有时急诊的主管护士会告诉你更多的信息。这些就诊前信息的详细程度可能有所不同。有时这些信息非常详细，高度提示脑卒中，示例如下。

患者，女性，76 岁，15:00 在家中被发现失语和右半身偏瘫。

也有时候，临床信息含糊不清，示例如下。

“患者，男性，85 岁，意识不清。”这可能是一系列神经系统或非神经系统疾病所致（更多信息见第 2 章“假性脑卒中”）。

并非所有急性脑卒中治疗流程都来自急诊科。院内脑卒中也有发生，虽然频率较低。处理这类患者的流程理应是一样的。通常，存在并发症或近期手术的患者不适用溶栓治疗。

一旦启动急性脑卒中治疗流程，各部门的人员都要开始行动（甚至在脑卒中住院医师设法见到患者之前）。第一步是快速评估并尽快将患者送往 CT 室。在有些医院，在行 CT 检查之前，护士还会快速完成 12 导联心电图并急诊抽取血液标本进行血液检查：血常规、电解质、肌酐、凝血曲线、血糖、肌钙蛋白等。这些血液检查项目有助于评估 t-PA 治疗的适应证和禁忌证。

你现在已经掌握了脑卒中患者在急诊科的流程。就像所有急诊一样，不要忘记基本操作：ABC——气道（airway）、呼吸（breathing）和循环（circulation）。迅速观察患者并通过监视器、EMS 或分诊护士了解患者的生命体征。确保患者的气道开放，并且没有危及生命的风险。幸运的是，这种危急情况不是经常发生，虽然有些患者因为颅内病变或全身因素导致意识障碍。如果患者看起来很不稳定，应该毫不犹豫地向急诊科医生寻求帮助或尽快联系重症监护室（intensive care unit，ICU）。

一、首先要询问的关键问题

尽可能直接与护理人员、患者或患者家属，以及现场目击者沟通，以获取最可靠的病史。在了解详细病史时，需要先询问以下 6 个关键问题。

- 明确患者“看起来正常”的最后时间和症状发作的确切时间，或者明确患者发病后被发现的具体时间。
- 患者主要的神经功能障碍有哪些？运送途中病情是改善还是恶化？
- 相关既往病史和用药史（是否有心房颤动？是否服用抗凝药物？是否对对比剂过敏？）
- 生活自理能力和职业。
- 如果从 EMS 转运：生命体征、心律（正常窦性心律或心房颤动或其他？）、血糖等。
- 他们在途中有没有绕过更近的医院？

1. 首先需要与患者或家属及目击者明确的最重要的问题，是脑卒中发作时间和患者的“看起来正常”的最后时间，因为这决定了患者接受急诊治疗的资格，即溶栓治疗和（或）血管内治疗。有时确切的发病时间未知、不确定或难以获取，仍要尝试将其确定。使用具体时间点（如 23:00），而不是“2h 前”或“30min 前”。

如果患者醒来时出现症状，他们最后看起来正常是什么时候？他们是否起夜，起夜时是否正常？如果患者没有起夜且醒来时出现症状，我们就得使用他们看起来正常的最后时间，通常是睡觉时间。没有急诊溶栓资格的常见原因是就诊太晚，超出溶栓时间窗（尽管这项技术还在不断发展，通过临床研究和先进的成像技术现在可以在传统时间窗之外使用溶栓治疗）。

2. 现在我们需要明确神经功能缺失。支持急性脑卒中诊断的临床特征如下。

- 突发的持续性局灶神经系统症状。
- 与血管区域相符的症状（参见第 4 章“脑卒中综合征”）。

什么是短暂性脑缺血发作（transient ischemic attack，TIA）？

定义：突发局灶性神经系统症状且 24h 内可恢复（虽然通常持续几分钟）并且影像学未见明显梗死形成的临床综合征。

症状是一过性的，因为血流临时被阻断后恢复。灌注依赖许多局部和全身因素（如血栓迁移、侧支循环、心输出量及血压等）。

这些患者有复发性脑卒中的风险，尤其是在症状出现的第一周内，需要及时评估和管理。

临床要点： 鉴于越来越多磁共振弥散加权成像（diffusion weighted imaging，DWI）项应用于临床，很多以前被认为是TIA的事件实际上是小的缺血性脑卒中。

具体来说，神经系统症状是什么？它们是突发的？它们是稳定的、波动的、恶化的，还是正在改善的？急性脑卒中是一种动态状态，向EMS了解患者症状与他们的初步评估相比是否有所改善非常重要。

是否有意识丧失或癫痫发作的迹象（抽搐、咬伤舌头、挫伤及大小便失禁等）？局灶性功能障碍偶尔会在癫痫发作后发生（后遗症）并且是短暂的（称为不全性麻痹）。是否有伴发的发热或感染症状，或者其他全身症状（如心悸、胸痛或气短等）？

症状的时程和持续时间很重要。根据定义，成年人的偏头痛先兆持续5～60min，但是通常它们会持续20～30min。癫痫发作平均为0.5～3min。晕厥是短暂的，持续数秒。第2章将详细介绍假性脑卒中。

临床要点：我们将回顾通常与脑卒中无关的神经系统症状的例子。

失语症的反复发作

失语症是一种皮质现象，如果有明显的颅内闭塞性疾病，短暂性脑缺血发作可导致同一皮质区反复缺血。然而，人们也应该考虑局灶性癫痫发作（发作性失语症）。另一种不太可能的病因是偏头痛先兆，它可能在没有头痛的情况下发生。

孤立性吞咽困难

当吞咽困难急性发作时，应考虑脑卒中。尽管孤立的吞咽困难是罕见的。通常情况下，说明病史后发现是亚急性或慢性的表现。在这种情况下，鉴别诊断是广泛的，包括神经系统和非神经系统的病因。

下运动神经元（“外周”）面部无力（即 Bell 麻痹）

这种虚弱的模式涉及前额，通常是由于同侧面神经（第Ⅶ对脑神经）的病变。很少情况下，脑干面核或神经束的损伤也会导致下运动神经元第Ⅶ对脑神经麻痹，但在这种情况下几乎总是伴有第Ⅵ对脑神经麻痹或其他症状。

孤立性瞳孔不等大

不能把孤立性瞳孔不等大归因于脑卒中而不伴有眼睑下垂，从而认为是 Horner 综合征（与颈动脉夹层有关），也不能把眼睑下垂与第Ⅲ对脑神经支配的直肌的一些功能障碍归于第Ⅲ对脑神经麻痹（假设患者没有昏迷）。

3. 他们过去的病史是什么？他们以前有脑卒中 / TIA 的病史吗？

血管危险因素如下。

- 既往 TIA 或脑卒中病史。
- 心房颤动。
- 高血压。
- 糖尿病。
- 血脂异常。
- 冠状动脉疾病或充血性心力衰竭。
- 心脏瓣膜病。
- 吸烟。
- 阻塞性睡眠呼吸暂停。
- 酒精滥用。
- 其他不常见的因素，如偏头痛、口服避孕药、激素替代疗法、抗磷脂抗体综合征、感染、癌症。

- 罕见的遗传性疾病，如常染色体显性遗传病合并皮质下梗死和脑白质病（CADASIL）或 Fabry 病。

最近做过什么手术或侵入性检查吗？近期是否有胃肠道出血、泌尿生殖系统出血或其他不良出血事件？有什么已知的肾脏或肝脏疾病或恶性肿瘤吗？近期有心肌梗死、TIA 或脑卒中吗？以前有过颅内出血吗？是否有癫痫发作的病史？最近是否有头痛，颈部疼痛或外伤？已知对药物或 X 线对比剂过敏吗？

4. 他们的基本功能状态是什么？他们的职业是什么？他们的认知基线是什么，他们的护理目标 / 拒绝心肺复苏状态是什么？

5. 他们在途中是否有高血压 / 低血压？心脏节律是否显示不规则的心律或与心肌梗死（ST 段抬高）有关的异常？他们是否有低血糖症？严重的低血糖或高血糖会导致局灶神经体征和意识改变，可以模拟脑卒中样的表现，在到达急诊（emergency department，ED）时应核对 EMS 上获得的血糖数据。关注 EMS 的心电监护和 ED 的遥测监护可以识别心房颤动。

6. EMS 是否绕过途中医院前往脑卒中中心？这是一个现实的问题，它可能与一些中心的当地医院分流政策有关。

病史是极其重要的。这一点值得反复强调。你可能不会一开始就了解详尽的病史，但是在你给患者快速体格检查之前，试着让患者回答一些关键问题。

总的来说，最重要的问题如下。
- 明确脑卒中起始时间和（或）最后表现正常的时间。
- 主要的新发损伤症状是什么。
- 基础身体状态。
- 患者是否正在服用抗凝药或既往存在出血史。
- 生命体征和血糖。

仅根据病史或检查不能可靠地预测出是出血性脑卒中还是缺血性脑卒中，这就是为什么不建议患者在头颅 CT 检查前出现症状即服用抗血小板或抗凝血药（北美大约 15% 的脑卒中事件为出血性脑卒中）。神经影像学对于鉴别缺血性脑卒中与出血性脑卒中是必要的。

出血性病因包括以下临床线索。
- 患者正接受抗凝治疗。
- 头部外伤。
- 进行性神经功能恶化。
- 意识水平下降。
- 剧烈头痛。
- 恶心 / 呕吐。
- 脑肿瘤。

- 出血倾向。
- 血管畸形 / 动脉瘤。

神经系统损伤症状出现后短期内的缓解或康复与出血性病因是相悖的。出血性 TIA 存在，但很少见。然而，这些临床规律不是绝对的。

二、关于“时间就是大脑”

如前所述，在急性脑卒中时，平均每分钟有约 200 万个神经元坏死。然而，这取决于患者的生理因素（如血流动力学和侧支循环供应），每分钟损失的神经元数量为 3.5 万～2700 万个。所有这些都意味着，当脑卒中单元被激活时，团队必须分配并执行一系列已规范的任务，并精确地执行。已提出一系列的干预措施来完成快速登记、临床评估、神经成像和急性脑卒中治疗相关的决策制订。

毫无疑问，一个有凝聚力的团队能够很好地发挥作用，完成有效沟通，迅速评估和转运急诊患者。从分诊到 CT 检查，是一个关键步骤。与当地 EMS 机构建立有效的协作关系，了解护理系统和转诊模式是很重要的。一些缩短评估时间，从入院到溶栓和（或）腹股沟穿刺时间，以及优化急性脑卒中管理的干预措施包括以下部分。

- 与 EMS 机构 / 护理系统密切合作。
- 脑卒中中心提前通知患者的到来，最好有一些患者的健康信息。

- 在脑卒中团队成员之间分配任务。任务的内容包括从 EMS 和家庭中获得病史，对患者进行检查，在电子病历系统中查询既往病历，检查既往的和当前的血液化验结果，与家属交谈，获得更详细的病史和溶栓治疗禁忌证。
- 通过静脉注射、抽血、急诊 CT 医嘱，对患者进行快速分类，并尽快将患者直接转移到 CT 室。
- 将溶栓药运送到 CT 室，并有在 CT 台上进行管理的能力。
- 使用 CT 血管造影直接评估脑血管近端闭塞及血管套件置入的可行性，并将患者转移到有血管治疗能力的脑卒中中心。
- CT 前后快速神经评估。
- 快速成像协议，通过适当的先进成像和快速的放射学解释，优化了从扫描仪到电子医疗系统的图像转换。
- 患者的处理：转移到适当的监测环境。

综上所述，在团队合作的环境中，这样的干预可以真正改善工作流程，充分体现“时间就是大脑”这句话的含义。

作为持续质量改进过程的一部分，以医院为基础的脑卒中治疗小组应预演他们的脑卒中方案，确定并纠正导致治疗延误的流程或系统问题，并监测当地从入院至溶栓开始的治疗时间和其他指标，以实现效率最大化。建议定期进行教育，召开病例会议，并向团队成员反馈有关表现和患者结果信息。

在当前由新型冠状病毒引起的 COVID-19 大流行背景下，提供及时有效护理的能力必须与临床团队暴露于感染的风险相平衡。因此，我们提出了对常规超急性程序的修改以应对 COVID-19。通过增加临床筛查标准，考虑具体的感染预防和控制建议。此外，我们为医疗团队推荐了详细的建议（使用适当的个人防护设备），从而修改了传统的脑卒中方案，以实现“受保护”的目标。

总结

脑卒中病史是脑卒中评估的重要组成部分。根据收集到的病史，在 CT 之前，你将有一个低或高的脑卒中预测概率。记住要问的 6 个重要问题，特别是最早发病时间，因为它决定了潜在的急性脑卒中治疗的开始时间。有时发作症状是模糊的，但要尽力把它弄清楚。血管危险因素和危险因素史，如心房颤动或不规律的抗血栓治疗（询问最后一次抗凝治疗的时间）是需要收集的重要信息。

参考文献

[1] Boulanger JM, et al. Canadian stroke best practice recommendations for acute stroke management: prehospital, emergency department, and acute inpatient stroke care, 6th edition, update 2018. *Int J Stroke*. 2018;13(9):949–984.

[2] Caplan L. *Caplan's Stroke. A Clinical Approach*. 4th ed. Boston: Elsevier Canada; 2009.

[3] Caplan LR, Biller J, Leary M, et al. *Primer on Cerebrovascular Diseases*. Academic Press; 2017.

[4] Saver JL. Time is brain–quantified. *Stroke*. 2006;37(1):263–266.

[5] Desai SM, Rocha M, Jovin TG, Jadhav AP. High variability in neuronal loss. *Stroke*. 2019;50:34–37.

[6] Meretoja A, Strbian D, Mustanoja S, Tatlisumak T, Lindsberg PJ, Kaste M. Reducing in-hospital delay to 20 minutes in stroke thrombolysis. *Neurology*. 2012;79:306–313.

[7] Kamal N, Benavente O, Boyle K, et al. Good is not good enough: The benchmark stroke door-to-needle time should be 30 minutes. *Can J Neurol Sci*. 2014;41:694–696.

[8] Hill MD, Coutts SB. Alteplase in acute ischaemic stroke: the need for speed. *Lancet*. 2014;384:1904–1906.

[9] Khosravani H, et al. Protected Code Stroke: Hyperacute Stroke Management During the Coronavirus Disease 2019 (COVID-19) Pandemic. *Stroke*. 2020:STROKEAHA120029838. https://doi. org/10.1161/STROKEAHA.120.029838.

第2章　假性脑卒中

Stroke Mimics

江录伟　刘志杰　高耀天　译

本章主要介绍脑卒中的鉴别诊断，我们以病例中的临床线索为切入点，探讨最常见的假性脑卒中。具体将回顾脑卒中与偏头痛、癫痫发作及精神异常表现之间的区别，此外，我们还将回顾几个重要概念，包括区分中枢性及周围性眩晕，脑卒中患者意识水平降低的原因，以及脑卒中相关的视觉症状。

最好先自问，“这会不会是急性脑卒中”，并且牢记如下假性脑卒中表现。

- 先兆性偏头痛或变异性偏头痛。
- 癫痫发作或发作后（如 **Todd** 瘫痪）。
- 精神症状。
- 晕厥前兆或晕厥。

- **急性药物性谵妄。**
- **陈旧脑卒中症状 / 缺陷的急性加重（或暴露）。**
  - 继发于发热、代谢紊乱、药物影响（尤其是苯二氮䓬类药物、镇静药）。
- **中枢神经系统病变。**
  - 原发性或继发性肿瘤、感染（单纯疱疹或其他脑炎）、脓肿。
- **中毒性 / 代谢性脑病。**
  - 低 / 高血糖、低钠血症、尿毒症、药物或酒精中毒。
- **周围前庭病变。**
- 高血压脑病。
- 周围神经病变。
  - 如 Bell 麻痹、表现为垂腕的桡神经病变、表现为足下垂的腰椎神经根病变及颈神经根病变等。
- 短暂性全面性失忆。
- Wernicke 脑病。
- 脱髓鞘病变。
  - 如多发性硬化症的急性复发，尤其是幕下病变。

假性脑卒中的表现非常广泛，还有罕见诊断上文中并未提及。在评估患者时，请尽可能牢记上文中粗体的诊断，因为这些诊断最为常见。**10%～20% 符合脑卒中准则的为假性脑卒中**。院前筛查标准旨在提高敏感性，而不是特异性，以免错过可治疗的急性脑卒中患者。尽管据报道，大多数假性脑卒中患者发生 t-PA 相关脑出血的风险非常低（从汇总分析来看约为 0.5%），但应尽一切努力在治疗前实现准确诊断。下面我们将基于症状学讨论一些临床表现，以帮助您将脑卒中与常见的假性脑卒中症状区分开来，当然在此之前仔细的病史采集必不可少。

一、可以用于区分癫痫发作或先兆性偏头痛与脑卒中 / 短暂性脑缺血发作的临床表现

- 脑卒中临床表现通常为**阴性症状**。常表现为某些功能的缺失，如虚弱、感觉或知觉的减退，以及视力的丧失。相反，**阳性症状**多为中枢神经系统神经元过度活跃，是典型的癫痫（发作期）和先兆性偏头痛表现。阳性症状包括视物时出现明亮或闪烁的灯光 / 形状 / 物体、闪烁的暗点（偏头痛的视觉先兆通常呈新月形，具有 Z 形或锯齿状边缘且闪烁，在消失前可能会在视野中扩张或移动）、感觉异常（针刺般的刺痛感）和有节奏的阵挛运动。
- 脑卒中症状常起病突然，尤其是栓塞性脑卒中事

件（在某些情况下，小血管导致的腔隙综合征可能会断断续续，并以逐步或渐进的方式进展）。癫痫或偏头痛通常会随着时间的推移，症状从身体的一个部位转移到另一个部位。有偏头痛感觉先兆的患者可能会说："刺痛从我左手手指开始，蔓延到我的左臂，然后在几分钟内到达左侧脸颊、嘴唇和舌头。"癫痫发作后的运动障碍（即皮质抑制）可能是在未经证实的局灶性发作之后出现的，这可能持续数小时，症状与脑卒中相似。

病例展示

64 岁男性患者，因"左侧肢体无力"被紧急送至医院，脑卒中准则被激活。患者既往史非常明确：6 个月前右侧大脑中动脉梗死。口服药物：阿司匹林、阿托伐他汀和培哚普利，且按时服药。

该患者的头颅计算机断层扫描检查、CT 血管成像（computed tomography angiography，CTA）及 CT 灌注成像均提示他既往右侧皮质梗死，但未发现新的急性缺血性改变、颅内血管闭塞或灌注异常，此外，脑血管造影也没有发现明显的颈动脉或椎 – 基底动脉狭窄。在开始对患者评估之前，进一步澄清病史，会注意到先是他的左臂开始“抖动”，然后到左腿，持续大约30s，在这些不正常的动作停止后，他的左臂/左腿开始无力，这引起家属的注意，随后呼叫了紧急医疗救援。

总结：该患者为癫痫局灶性运动发作，意识存在，在发作后出现了Todd瘫痪，此次局灶性癫痫发作继发于右侧陈旧性脑梗死。

有时，要确定什么是首发症状会变得非常困难，患者可能在急性脑卒中时或之后出现癫痫发作，尽管这种情况并不常见，这个时候神经影像，特别是CTA，在这种情况下辅助作用显著。

临床要点：该规则也有例外。阳性症状也可见于急性脑卒中，如偏侧舞蹈病、偏侧投掷症、基底节梗死致偏身肌张力障碍，尽管这些情况很少见，但在临床中需注意鉴别。在一些脑干梗死和肢体震颤性TIA的患者中，会偶尔出现有节奏的强直-阵挛性运动，这个我们将在后文讨论，此外，言语障碍同样可见于局灶性癫痫发作。

二、肢体抖动型短暂性脑缺血发作

肢体抖动型短暂性脑缺血发作（TIA）虽不常见，但我们应该了解，其致病机制为颈动脉严重病变致血流动力学不稳。治疗方式主要为重建颈动脉血供，因此正确诊断变得尤为重要。一些临床症状可能有助于区分血管病因和局灶性癫痫发作，然而在临床工作中比较困难。主要包括以下临床症状。

- 存在诱发性动作致脑灌注不足。例如，突然从床或椅子上站起来、颈部过伸、过度换气，而坐下或躺下后这些症状消失。
- 没有咬舌或 Jackson 癫痫。
- 脑电图（electroencephalograhpy，EEG）没有表现出癫痫样活动（但这也可能是发作间期的局灶性癫痫）。
- 抗惊厥类药物无效。

波动性轻瘫的另一个原因是**内囊预警综合征，典型表现为复发性和缓解性偏瘫**。

内囊预警综合征（口吃性腔隙性脑梗死）

这是一种特殊类型的脑卒中综合征，具有反复发作性、症状固定的腔隙性脑梗死 TIA，其症状由内囊缺血所引起的反复发作性偏瘫，其机制是单个穿支血管既往或目前闭塞引起的局部缺血，此综合征具有较高风险进展为脑卒中进而致永久性的功能缺失。这种症状可与非血管性因素，如局灶性运动性癫痫发作相混淆。

三、偏头痛

偏头痛属常见病，且发病年龄并不固定，偏头痛先兆可伴亦可不伴有头痛。如若偏头痛发作，应询问疼痛性质（搏动性疼痛或跳痛）、伴随症状（如畏光、畏声、恶心、呕吐），以及加重和缓解因素。若为非头痛性偏头痛时，先兆出现时可没有头痛，进一步增加了诊断难度。

可能与脑卒中或 TIA 相似的不同偏头痛类型如下。在急性脑卒中的情况下，切记将偏头痛和癫痫在脑卒中排除后进行诊断（即排除诊断）。

假性偏头痛

先兆性偏头痛

- 先兆包括视觉、感觉或言语 / 语言症状，每种症状都是完全可逆的（无运动症状），先兆症状在 5min 内逐渐扩散，通常持续 5～60min，先兆出现后（60min 内）开始出现头痛。

- 与偏头痛相关的短暂感觉症状、失语症或阴性症状在临床上可能难以诊断。感觉先兆可以是感觉异常或麻木，通常涉及面部和手。视觉先兆主要包括阳性症状（闪光性暗点、强化光谱、万花筒视觉），但也可能出现阴性症状（通常是在阳性视觉现象之后），包括视力丧失，如半视野缺损或视觉暗点。可以给患者展示不同类型视觉先兆的图片（可网上搜索“偏头痛视觉先兆”图片），观察患者是否会出现类似先兆症状，这样可帮助我们进行诊断。
- 在一些患者中，先兆发作后不会出现偏头痛，这被认为是没有头痛的典型先兆症状（即非头痛性偏头痛）。

偏头痛伴脑干先兆

- 以前称之为基底动脉偏头痛，基底部的偏头痛，基底动脉型偏头痛。
- 除了上述讨论的典型先兆症状，还伴有至少两种脑干症状，如构音障碍、眩晕、耳鸣、听觉减退、复视、共济失调或意识水平下降。每个先兆症状持续5～60min。发病在儿科更常见，但也有晚发病例。

偏瘫性偏头痛

- 必须出现典型的先兆和完全可逆的客观的运动无力症状（诊断不需要完全偏瘫）。运动无力症状通常持续＜72h。
- 这些发作可能会有持续数小时、数天或数周的后遗症，但很少出现永久性缺陷。家族性偏瘫性偏头痛（常染色体显性遗传）有三种详细报道的基因型。这些患者比典型的脑卒中患者更年轻，其第一次发作通常在20岁之前。
- 偏瘫性偏头痛是一种排除性的诊断。它非常罕见，患病率为0.01%。

HaNDL＝伴有脑脊液淋巴细胞增多的头痛和神经功能缺损

- 它是一种罕见的、具有自限性的、通常持续15～120min的良性实体疾病。就像偏瘫性偏头痛一样，它也是一种排除性的诊断。
- 头痛为中度至重度，常伴有恶心和呕吐。与HaNDL相关的最常见的神经系统症状是偏瘫、半球感觉障碍和失语症，而视觉症状较少见。
- 脑脊液中白细胞数量必须＞15×10^9/L。

霹雳样头痛是一种发作非常突然的严重头痛，经常被描述为“一生中最严重的头痛”。根据定义，疼痛在1min内达到最大强度（通常在几秒内）。它有广泛的鉴别诊断，其中最令人担忧的是由颅内动脉瘤破裂导致的蛛网膜下腔出血（蛛网膜下腔出血）。其他与脑卒中相关的病因包括可逆性脑血管收缩综合征（reversible cerebral vasoconstriction syndrome，RCVS）、脑静脉血栓形成和动脉夹层。推荐的影像学检查是立即行非增强头颅CT检查出血，然后行增强CT血管造影检查动脉瘤、血管畸形和其他病理变化。

四、有助于区分周围性眩晕和中枢性眩晕的临床线索

首先，眩晕是一个非特异性和不精确的术语，它对不同的患者可能意味着不同的含义。尝试阐明一下患者说他们头晕或眩晕时是什么意思。他们的症状是否与眩晕、头晕、平衡障碍或振动幻视一致？**眩晕**是一种自我或环境运动的错觉，通常是旋转，闭着眼睛仍持续存在（病因可以是中心或周围的）。相比之下，晕厥前兆的患者，描述的是一种无力或头晕的感觉，好像他们将要晕倒。**平衡障碍**是站立或行走时的不平衡感觉（通常是非特异性的，有较大的鉴别诊断）。**振动幻视**是一种随着闭上眼睛而消失的错觉运动（通常是有节奏的）。这可

能是由眼球震颤，或在头部运动时发生的前庭－眼反射受损引起。

试着描述眩晕的病程、持续时间、相关症状或诱发因素。

- 它是固定的还是周期性的？
- 是否有诱发因素（如特定的头部运动或焦虑）？还是自发的？
- 是与位置（躺下，坐起来，在床上改变位置）相关的吗？询问患者头晕是由于头部向右或向左转向，还是颈部伸展，还是直立引起的（当你从床上或椅子上站起来时）。
- 它是睁开眼睛还是闭着眼睛发生的？
- 是否有任何相关的神经系统症状，如复视、构音障碍、肢体笨拙/不协调、局灶性无力或感觉症状、行走或平衡障碍？呃逆可能是脑干缺血的一个线索（如延髓外侧脑卒中）。
- 有恶心或呕吐吗？
- 他们之前经历过类似的情况吗？
- 之前有上呼吸道疾病吗？
- 他们最近开始服用一种新药了吗？

周围性眩晕有许多不同的病因，如良性阵发性位置性眩晕（benign paroxysmal positional vertigo，BPPV）、复发性前庭病、前庭神经炎、梅尼埃病、创伤（如颞骨骨折）和药物毒性（如庆大霉素滴耳液）。

下面是一个临床指南，以帮助区分周围性眩晕和中枢性眩晕。这些都不是绝对的，患者往往不太适合其中一个类别。神经成像是有用的，而且是经常需要的（表 2–1）。

表 2–1 周围性眩晕和中枢性眩晕的提示因素

	提示周围性眩晕的因素	提示中枢性眩晕的因素
发病	急性 / 突然	急性 / 突然
持续时间	间歇（数秒到数小时）	持续的
诱发因素	头部移动 / 位置	罕见的
相关的神经系统症状	缺乏	通常有（除非有小的小脑梗死）。不要忘记检查患者的步态和平衡状态。步态共济失调提示有小脑、脑干或丘脑损伤
相关听觉症状	听力下降，耳鸣，耳饱胀感	缺乏（例外的是小脑前下动脉脑卒中并累及迷路动脉）
恶心 / 呕吐	经常出现并表现为中至重度	如果出现，通常表现为轻至中度
前述事件	上呼吸道疾病，创伤	无
姿势和步态不稳	经常受影响较小	受影响更严重。可能在有病变的一侧

（续表）

	提示周围性眩晕的因素	提示中枢性眩晕的因素
既往病史	可能有眩晕发作、耳部感染或偏头痛的病史	可能有血管的危险因素
药物史	抗惊厥药、抗生素（顺铂和氨基糖苷类药物）	无
眼球震颤	典型的混合型水平扭转（远离病变一侧的快速阶段） 眼球震颤的主要方向与各个凝视方向保持一致 注视可抑制眼球震颤	可能有任何轨迹（即纯垂直、扭转、水平）混合波形 它可以向右看，向左看，然后向左看（周期性的眼球震颤）孤立的垂直眼球震颤很少是周围的 下视性眼球震颤定位于髓质背侧或小脑小叶（或其突出部分）。上视性眼球震颤定位于小脑或脑干 它不被视觉所抑制 这些特征的缺失并不是排除眩晕的一个主要原因

五、脑卒中和意识水平下降

通常情况下，对于患者来说意识水平（level of consciousness，LOC）的改变意味着脑卒中的发生。如果没有局灶性神经系统体征，医生经常考虑其他神经系统疾病（癫痫、脑病或中枢神经系统感染）或全身 / 代谢异常。

然而，脑卒中可表现为 LOC 的降低、精神状态改变或意识错乱，并可能危及生命。

如果脑卒中导致 LOC 降低，则必须定位在以下部位。

- 脑干的网状激活系统：多伴随脑干的临床症状，如动眼神经麻痹、构音障碍、面部或肢体无力。
- 单侧或双侧丘脑。
- 双侧脑半球（如多发性栓塞的出现）：在这种情况下，可能会有其他的局灶性缺陷，也可能不存在。

临床要点：突然昏迷是基底动脉闭塞的表现症状，可通过 CT 血管造影迅速诊断或排除。如果怀疑基底动脉闭塞，应立即检查排除。

右侧大脑中动脉大的梗死可能有注意力不集中、闭眼（眼睑失用症）和嗜睡的表现。

较大的单侧梗死或出血伴中线移位，或者恶性脑水肿也会导致意识水平的降低。

病例展示

在夜间值班，由急诊医生为意识水平急剧下降的84岁女性进行评分。该女性既往有高血压、血脂异常、甲状腺功能减退等病史。在急诊为改善意识水平降低而进行的插管操作前，他们观察到间歇性的、短暂性的“全身颤抖”。在急诊完成了非增强头颅CT检查，报告为正常。

在评估中，该女性刺痛可睁眼并且右侧肢体疼痛回缩。她患有右侧核间性眼肌麻痹（internuclear ophthalmoplegia，INO），针尖样瞳孔，间歇性和短暂的抽搐或颤抖动作，以及双侧足底伸肌反射。

通过对头颈部血管进行CT血管造影，确诊该患者为基底中动脉闭塞。紧急评估t-PA并打电话给神经介入医生进行血管内血栓切除。

总结：基底动脉闭塞可以多种方式出现，并可能由于脑干网状激活系统的中断而导致意识的突然丧失或意识的逐渐下降。临床关键是寻找异常的眼部体征或其他脑干迹象，还有在这种综合征中可以看到的其他异常运动，包括颤动、震颤、抽搐或颤抖。这些动作可能会被误诊为癫痫发作。头颈部的紧急CT和CT血管造影可用以评估后循环。

我们将在脑卒中影像学内容中回顾基底动脉闭塞的

特征性影像学表现，而在第10章中将专门回顾基底动脉闭塞。

六、脑卒中和视觉症状

脑卒中患者通常有视觉症状，早期识别对急性治疗和预防进一步的事件很重要。哪些视觉症状与血管事件有关，需要什么紧急的神经成像？首先要确定以下问题。

（一）视觉症状是单眼的还是双眼的

1. 单眼视力丧失

急性单眼视力丧失可能是短暂的或永久性的。无论怎样，单眼症状意味着视神经交叉前的障碍（即视神经或眼睛）。临床要点通常是双眼视力丧失的患者（如同型偏盲），由于颞视野大于鼻视野，将问题局限于颞视野缺损的眼睛。分别检查每只眼睛的视野。一只眼突然无痛性视力丧失提示血管病因，如视网膜中央动脉闭塞（central retinal artery occlusion，CRAO）或视网膜分支动脉闭塞（branch retinal artery occlusion，BRAO）。鉴别诊断还包括缺血性视神经病变、视网膜中央静脉阻塞、视网膜脱离或玻璃体积血等实体病变，这表明在这类情况下获得紧急眼科会诊的重要性。

- 视网膜中央动脉阻塞表现为无痛性的、通常严重的视力丧失。这可能是栓塞性脑卒中的唯一症状，如果通过扩张性眼底检查确诊，可以考虑 t-PA。视网膜分支动脉阻塞通常会导致垂直视野缺损（即眼上半部分或下半部分的视力丧失），而不是 CRAO 所见的弥漫性视力丧失。这是因为栓子在视网膜循环中停留的距离更远。

- 巨细胞性动脉炎（giant cell arteritis，GCA）应该考虑在鉴别诊断里，任何＞50 岁患者的突然无痛性单眼视力下降。缺血性视神经病变是 GCA 中视力丧失最常见的原因，但 CRAO 也有可能。当 GCA 引起 CRAO 时，在视网膜循环中没有可见的栓子。GCA 导致视力丧失的患者可能有也可能没有该疾病特征的其他系统性症状（即颞头痛、颌跛行、头皮压痛或肌痛）。当怀疑该诊断时，应行全血细胞计数（complete blood count，CBC）、红细胞沉降率（erythrocyte sedimentation rate，ESR）和 C 反应蛋白（C-reactive protein，CRP）检查。检查颞浅动脉时，动脉应柔软、搏动且无压痛（正常）。如果它们很硬、膨胀、无搏动、触诊触痛，则怀疑为巨细胞性动脉炎。

短暂性单眼视力丧失也有很大量的鉴别诊断，包括眼表疾病（即干眼症）、间歇性角闭合、即将发生的视网膜静脉阻塞、视网膜或视神经短暂性缺血。视网膜

TIA 具有一些特征，如突然发作，持续时间几分钟，患者经常描述患侧眼前有一个被拉下或拉上的深色窗帘，或清晰视物后升起的“灯罩”。视网膜 TIA 患者的眼底将是正常的。对于疑似视网膜 TIA 的患者，需要进行脑卒中检查，因为这些患者有发生缺血性脑卒中的风险。CT 血管造影（从主动脉弓开始）、超声心动图和动态心电图监测可确定来自心脏、主动脉弓或颈动脉的可治疗的血栓栓塞来源。

- 对于短暂性单眼视力丧失的患者，应考虑巨细胞性动脉炎。很大一部分因 GCA 而导致永久性视力丧失的患者在视力丧失之前描述了短暂性视力丧失。

2. 双眼视力丧失

双眼视力丧失也可能是短暂的或永久性的。当涉及交叉后视觉结构时，会产生同向偏盲或象限视野缺损。同向性是指双眼的视力丧失是相似的。完全同向性偏盲局限于对侧后交叉视通路（视神经束、视神经辐射或枕叶）。所有同向视野缺损的视力都被保留下来，除非该过程是双侧的或在前视觉通路中有额外的异常。例如，一个完全的大脑中动脉（middle cerebral artery，MCA）区域脑卒中（来自近端 MCA 闭塞）将导致对侧同向偏盲，以及一个完全的大脑后动脉（posterior cerebral artery，PCA）区域脑卒中。MCA 上干梗死（累及顶叶）可导致下象限盲。相反，MCA 下干梗死（累及颞叶）可导致上象限盲。

- 后路缺血性视神经病变（posterior ischemic optic neuropathy，PION）是导致双侧视力突然丧失的一种罕见原因。这通常见于巨细胞性动脉炎或围术期出现明显的低血压或贫血。急性患者的眼部检查正常。

（二）复视

双眼复视是由于眼睛的错位（通常是由于神经或肌肉麻痹），当任何一只眼睛闭上时就会消失。它可能是脑干缺血性脑卒中的主要症状。出现这种情况时，是由于涉及动眼神经核、神经或核上/核间通路而引起的椎-基底动脉缺血/梗死。其他脑干症状和复视通常不会独立出现。对复视患者，也有很多的鉴别诊断要做，而脑卒中是一小部分患者的病因。如果病因不清楚，应考虑进行眼科或神经眼科会诊。

七、既往史上表明这是一种心理障碍的线索

心理障碍或“功能性”障碍意味着症状是在没有结构病理的情况下，由异常的神经系统功能引起的，包括焦虑、恐慌发作、躯体症状障碍、疾病焦虑障碍（疑病症）、转换障碍和人为障碍［详询《精神障碍诊断与统计手册》（Diagnostic and Statistical Manual of Mental Disorders，DSM）的诊断标准］等。功能性无力、感觉

症状、头晕或视觉症状在临床上进行分类可能很困难，因为它们表现为类似脑卒中的急性 / 突发性缺陷。高达 30% 的脑卒中模式是由一种功能障碍引起的。这些患者通常比一般的脑卒中患者更年轻。患有器质性功能障碍的患者也可以有一定程度的功能覆盖，这导致一些临床现象更难解释。以下是一些临床线索，但没有一个是绝对的，即使是最经验丰富的临床医生，诊断也可能很困难，特别是在最初的紧急评估中。然而，请记住，功能障碍在急性情况下仍然是一种排除诊断。更详细的病史记录和检查，以及重复的评估，往往是必要的。

帮助区分功能障碍的临床线索

- 症状出现之前可能会出现引发情绪或引发焦虑的情况。
- 每分钟的微弱波动。
- 运动或感觉缺陷的非神经解剖学模式。
- 口齿不清地讲话。
- 选择性缄默症（可以完全地理解和写作，这与真正的失语症患者相反，后者除了语言障碍外，通常还存在阅读和写作障碍）。
- 既往有创伤史（生理或心理）、精神疾病诊断或功能障碍。

我们现在准备进入脑卒中体格检查（详见第3章），但在我们这样做之前，让我们了解一个病例。

病例展示

急诊科（emergency department，ED）收治1例在家出现急性意识错乱的76岁女性。她过去有高血压病史。当被急诊室医生评估时，她在说无意义的话，当被问及问题或被要求执行特定任务时，她会变得非常激动。在ED中完成的非增强性头颅CT检查为正常。她进入内科住院病房进行谵妄检查。作为检查的一部分，几天后完成磁共振成像（magnetic resonance imaging，MRI）显示了一个小的左大脑中动脉（MCA）急性梗死（MCA的下干）。

病例亮点：这种特定的MCA定位可能会被误认为是过度活跃的谵妄。MCA的下干供应颞叶的外侧表面和顶叶下。该患者患有Wernicke失语症（关于失语症的床边检查见第3章），并且难以理解问题或命令。这些患者可能没有伴随的运动或感觉症状（主要的运动和感觉皮质不受影响），使诊断困难。一个重要的床边检查方法是测试语言功能（识别失语错误或其他失语症迹象），并检查视野，因为你可能会发现对侧上象限盲，因为如果有语言障碍，这可能是一个挑战。

总结

我们回顾了几种在脑卒中准则中需要意识和思考的假性脑卒中，最常见的是偏头痛、癫痫、代谢性脑病和心理疾病。寻求记录相关的阳性和阴性表现以缩小的鉴别诊断。有时可能需要依赖神经成像，我们将很快回顾一下。

参考文献

[1] Abdelnour LH, El-Nagi F. Functional neurological disorder presenting as stroke: a narrative review. *J Psychol Abnorm*. 2017;6:1.

[2] Boulanger JM, et al. Canadian stroke best practice recommendations for acute stroke management: prehospital, emergency department, and acute inpatient stroke care, 6th edition, update 2018. *Int J Stroke*. 2018;13(9):949–984.

[3] Caplan L. *Caplan's Stroke. A Clinical Approach*. 4th ed. Boston: Elsevier Canada; 2009.

[4] Caplan LR, Biller J, Leary M, et al. *Primer on Cerebrovascular* Diseases. Academic Press; 2017.

[5] https://www.uptodate.com/contents/jerk-nystagmus.

[6] Liberman A, Prabhakaran S. Stroke Chameleons and stroke mimics in the emergency department. *Curr Neurol Neurosci Rep*. 2017;17(2):15.

[7] Persoon S, Kappelle LJ, Klijn CJ. Limb-shaking transient ischaemic attacks in patients with internal carotid artery occlusion: a case-control study. *Brain*. 2010;133(3):915.

第3章 美国国立卫生研究院卒中量表和神经系统检查
NIH Stroke Scale and Neurological Examination

吴小三 计 晓 赵庭生 高耀天 译

本章主要介绍急性脑卒中患者快速检查评估的方法。

- 使用美国国立卫生研究院卒中量表（National Institutes of Health Stroke Scale，NIHSS）及时准确地完成神经系统检查。
- 复核 NIHSS 评分中可能存在的缺陷。
- 通过体格检查发现假性脑卒中的线索。

注意，这不是在诊所或住院病房完成的完整的正式神经系统检查，而是一种在急诊转运中或在电梯内进行的简单实用的快速筛查，帮助快速决策。

一、美国国立卫生研究院卒中量表（NIHSS）

NIHSS 评分中未包括的标准神经系统检查如下。

- 认知评估。
- 视力。
- 瞳孔和 Horner 综合征。
- 眼球垂直运动和眼球震颤。
- 第Ⅷ～Ⅻ对脑神经。
- 肌张力。
- 力量形式（肌肉抵抗）测试。
- 肢体远端无力，如手 / 手指无力。
- 神经反射。
- 振动觉、本体感觉、皮质感觉（复合感觉）。
- Romberg 征。
- 步态评估。

在急诊脑卒中患者的症状稳定后，可以完成并记录更为详细的神经系统检查，包括上述部分内容。

理想状态下，需要在患者进行 CT 前完成全部的 NIHSS 评估。事实上，最重要的是尽快让患者接受 CT 检查，这并不总是可行的。NIHSS 基础部分往往是患者在转运过程中或是在进入 CT 室前完成。

在时间紧迫的情况下，快速完成 NIHSS 评估的一些小技巧如下。

- 无力、语言和凝视障碍是确定脑卒中和帮助定位最有效的检查内容。

- 始终要抓住患者最核心的主诉 / 症状。例如，若患者主要表现为视力障碍和感觉缺失（大脑后动脉供血区域），而检查者只关注运动和语言评估，则会导致不能准确定位。
- 某些检查项目（意识水平、凝视、面瘫）通过简单的观察即可完成。
- 在患者完成 CT 后，NIHSS 评估应该立即全部完成，并根据需要补充额外的检查内容。
- 最后，向团队（包括注册护士和其他人）介绍你自己，和他们一起继续完成下一步的检查和评估（如申请住院身份和血液检查）。

让我们来看看 NIHSS 的每个部分。NIHSS 评分系统是一种可靠、有效的供临床和研究使用的工具，用于判断是否存在神经系统损害及损害的严重程度。该量表由 15 个项目组成，总分为 0～42 分（分数越高，说明损害程度越严重），与脑卒中面积和脑卒中后远期预后有关（图 3-1 至图 3-5）。但是，需要牢记的一个概念是数字本身并不总是等同于残疾的严重程度，残疾程度还需要结合患者损害类型和个体特征（如对工作、爱好、驾驶等的影响）进行综合考虑。例如，同向性偏盲会导以下是关于如何使用 NIHSS 对脑卒中严重程度进行分类的一般指南：

NIHSS 评分	脑卒中严重程度	脑组织发生梗死的危险
0～5	轻度	
6～10	中度	
11～20	重度	
＞20	极重度	

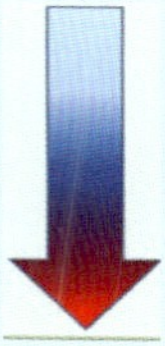

▲ 图 3-1　**根据 NIHSS 评分结果对脑卒中严重程度进行分类**

致阅读困难和无法驾驶，忽视会使人丧失工作能力，钢琴家手指远端无力（尤其是优势侧）会剥夺其生计。此外，失语虽然在 NIHSS 评分中只给了几分，但它可能是一种毁灭性的缺陷。

NIHSS 评分系统对优势半球（左侧）脑卒中的权重更大，因为优势侧可因失语使得分增多，同时 NIHSS 评分系统低估或忽略了后循环脑卒中损害。

在进行 NIHSS 评分前，我们有以下几点建议。

- 不要回头去更改分数。
- 尽可能做到客观。
- 尽量不要去提示患者。

NIHSS 培训的视频教程和认证模块均可在线获得，强烈推荐给对急性脑卒中评估感兴趣的临床医生使用。

美国国立卫生研究院卒中量表

1a. 意识水平（LOC）

0	清醒，反应敏锐
1	嗜睡，最小刺激能唤醒患者完成指令、回答问题或有反应
2	昏睡或反应迟钝，需要强烈反复刺激或疼痛刺激才能有非固定模式的反应
3	仅有反射活动或自发反应，或完全没反应、软瘫、无反射

即使不能全面评价（如气管插管、语言障碍、气管创伤、绷带包扎等），检查者也必须选择 1 个反应。只在患者对有害刺激无反应时（不是反射），才记录 3 分

1b. 意识水平（LOC）提问：询问患者现在的月份、年龄

0	都正确
1	正确回答一个
2	两个都不正确或不能说

仅对最初回答评分，回答必须正确，不能大致正常。患者因气管插管、气管创伤、严重构音障碍、语言障碍或其他任何原因不能说话（非失语所致）记 1 分，失语和昏迷者不能理解问题记 2 分

▲ 图 3–2 NIHSS 评估标准

1c. 意识水平（LOC）指令：要求患者睁眼、闭眼，非瘫痪手握拳、张手

0	都正确
1	正确完成一个
2	都不正确

确保患者使用的是不受影响的非瘫痪侧手。若双手不能检查，用另一个指令（如伸舌）。仅对最初的反应评分，有明确努力但未完成也给评分。若对指令无反应，用动作示意，然后记录评分。对创伤、截肢或其他生理缺陷者，应给予一个适宜的指令

2. 凝视：让患者眼球跟着检查者手指移动

0	正常
1	部分凝视麻痹
2	被动凝视或完全凝视麻痹

在失语患者中，凝视是可测试的。被动凝视或完全凝视麻痹是不能被头眼动作克服的。只测试水平眼球运动，对自主或反射性（头眼）眼球运动记分。对眼球创伤、绷带包扎、盲人、有视觉或视野疾病的患者，由检查者选择一种反射性运动来测试。若眼球侧视能被自主或反射性活动纠正，或为孤立性外周神经麻痹（中枢神经Ⅲ、Ⅳ、Ⅵ），记 1 分

▲ 图 3–2（续） NIHSS 评估标准

3. 视野：用手指数或视威胁方法检查上、下象限视野

0	无视野缺失
1	部分偏盲
2	完全偏盲
3	双侧偏盲（全盲，包括皮质盲）

如果单眼盲或眼球摘除，检查另一只眼。明确的非对称盲（包括象限盲），记 1 分。患者全盲（任何原因）记 3 分，同时刺激双眼。若人濒临死亡记 1 分，并记录在项目 11下

4. 面瘫：通过言语指令或动作示意，要求患者示齿、扬眉和闭眼

0	对称正常运动
1	最小瘫痪（鼻唇沟变平、微笑时不对称）
2	部分瘫痪（下面部完全或几乎完全瘫痪，中枢性瘫）
3	完全瘫痪（单侧或双侧瘫痪，上下面部缺乏运动，周围性瘫）

有面部创伤 / 绷带、经口气管插管、胶布或其他物理障碍影响面部检查时，应尽可能移至可评估的状态。对反应差或不能理解的患者，根据有害刺激时表情的对称情况评分

▲ 图 3–2（续） **NIHSS 评估标准**

5. 上肢运动：双臂伸展，掌心向下，维持坐位 90° 或卧位 45°

0	无下落
1	下落
2	能对抗一些重力，上肢较快下落到床上
3	不能抗重力
4	无运动
UN	截肢或关节融合

从非瘫痪侧上肢开始双上肢轮流测试。下落指的是上肢抬起不能维持 10s。UN 是指因截肢或肩关节融合不能完成测试，不予计分

6. 下肢运动：下肢仰卧位抬高 30°

0	无下落
1	下落
2	能对抗一些重力，上肢较快下落到床上
3	不能抗重力
4	无运动
UN	截肢或关节融合

从非瘫痪侧上肢开始双上肢轮流测试。下落指的是上肢抬起不能维持 5s。UN 是指因截肢或肩关节融合不能完成测试，不予计分

▲ 图 3-2（续） **NIHSS 评估标准**

7. 肢体共济失调：让患者双眼睁开，用手触摸鼻子，用脚后跟触碰小腿

0	没有
1	一个肢体有
2	两个或多个肢体有
UN	截肢或关节融合

两侧肢体交替完成指鼻试验和跟膝胫试验确定是否有一侧小脑损害。如患者肢体瘫痪或不能理解记 0 分；共济失调与肢体无力明显不呈比例时记 1 分或 2 分。UN 是指因截肢或关节融合不能完成测试，不予计分

8. 感觉：用针刺或有害刺激（对昏迷或失语者），检查患者身体多个部位，如上肢（不是手）、下肢、躯干、面部

0	正常
1	轻至中度感觉缺失
2	严重到完全感觉缺失

仅因脑卒中而导致感官损失评分。木僵和失语症患者得分为 0 或 1。脑干脑卒中和双侧感觉丧失患者、没有反应的四肢瘫痪患者和昏迷患者（项目 1a=3）得分为 2 分。只有当严重或完全感官丧失时，才给出 2 分

▲ 图 3–2（续） **NIHSS 评估标准**

9. 语言：用一些图片和句子列表，让患者描述图片中所见，说出图片中物体的名称，阅读句子

0	无失语
1	轻至中度失语
2	重度失语
3	哑，完全失语

有视觉缺失的患者通过手触摸物体进行识别和描述。气管插管者可以手写回答。检查者需要给意识恍惚或不合作者选择一个记分。昏迷患者（1a=3）记 3 分，除此之外 3 分仅给哑人或一点都不执行指令的人

10. 构音障碍：使用一些单词列表，让患者读出或重复表单上的词

0	正常
1	轻至中度构音障碍
2	重度构音障碍
UN	气管插管或其他物理障碍

若患者有严重的失语，评估自发语言时发音的清晰度进行计分。UN 是指患者气管插管或其他物理障碍不能讲话，不予计分。不要告诉患者为什么做测试

▲ 图 3-2（续）　NIHSS 评估标准

11. 忽视症：在之前的测试中可能已经获得了足够的信息来确定这些分数

0	无异常
1	视、触、听、空间觉或个人的忽视
2	严重的偏身忽视或一种形式的偏身忽视

反应缺失和忽视的患者已经通过之前的检查项目证实。如果患者有严重的视力丧失，则无法同时进行双重视觉刺激，但对皮肤刺激的反应正常；或者患者有失语，但明确表现为感觉性失语与运动性失语同时存在，则记为 0 分。视空间忽视或疾病失认也可认为是异常的证据。只对脑卒中导致的感觉缺失评分。昏睡或失语者可记 1 或 0 分。脑干脑卒中致双侧感觉缺失或四肢瘫痪无反应、昏迷患者（1a=3）记 2 分。只有在出现严重或完全感觉丧失的情况下，才能记 2 分

▲ **图 3–2（续） NIHSS 评估标准**

转载自 National Institute of Health, National Institute of Neurological Disorders and Stroke. Stroke Scale. https://www.coeuretavc.ca/-/media/pdf-files/ canada/health-information- catalogue/hsf_strokeassessguide_v1_web_en.ashx, Copyright National Institute of Health.

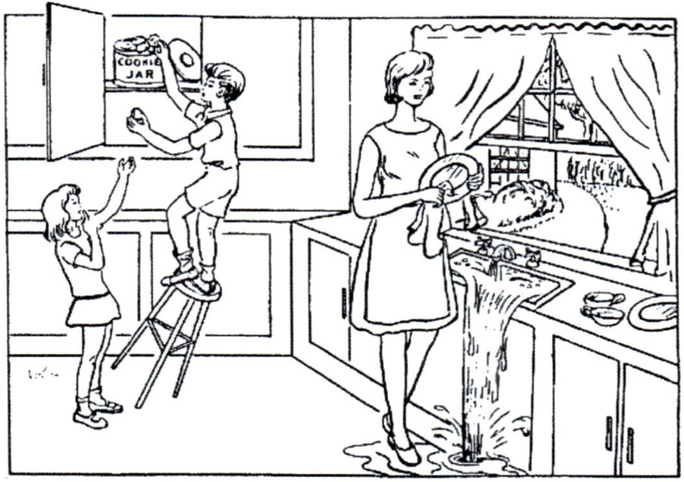

▲ 图 3-3　**NIHSS 中的饼干罐图片**

转载自 National Institute of Health, National Institute of Neurological Disorders and Stroke. Stroke Scale.https://www.coeuretavc.ca/-/media/pdf-files/canada/health-information-catalogue/hsf_strokeassessguide_v1_web_en.ashx, Copyright National Institute of Health.

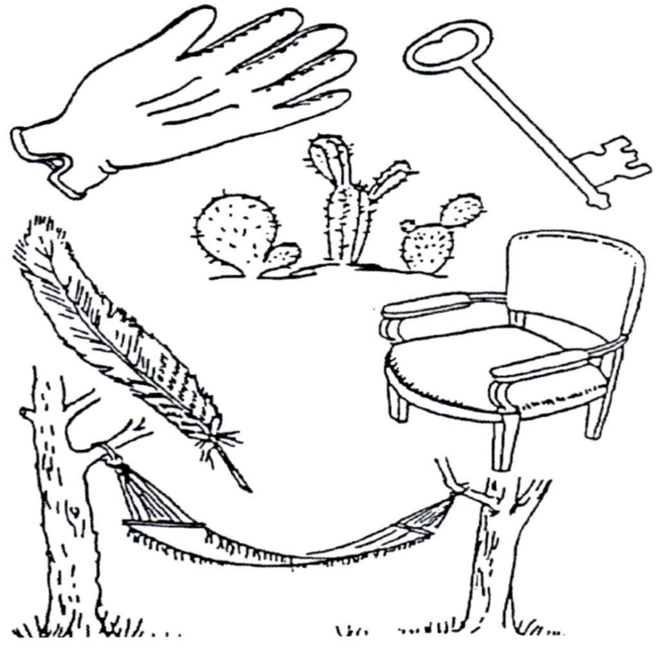

▲ 图 3-4　**NIHSS 中的物体识别图**

转载自 National Institute of Health, National Institute of Neurological Disorders and Stroke. Stroke Scale.https://www.coeuretavc.ca/-/media/pdf-files/canada/health-information-catalogue/hsf_strokeassessguide_v1_web_en.ashx, Copyright National Institute of Health.

MAMA（妈妈）
TIP-TOP（顶点）
FIFTY-FIFTY（对半）
THANKS（谢谢）
HUCKLEBERRY（黑果木）
A　BASEBALL PLAYER（篮球运动员）

You know how（你知道怎么做）
Down to earth（脚踏实地）
I got home from work（我下班回来啦）
Near the table in the dining room（在餐厅桌子附近）
They heard him speak on the radio last night
B　（他们昨晚听到他在电台里讲话）

▲ 图 3–5　NIHSS 中的单词（A）和句子（B）卡片

请患者大声朗读或重复单词（图 3–5A）或句子（图 3–5B），评估构音障碍（转载自 National Institute of Health, National Institute of Neurological Disorders and Stroke. Stroke Scale. https://www.coeuretavc.ca/–/media/pdf-files/canada/health-information-catalogue/hsf_strokeassessguide_v1_web_en.ashx, Copyright National Institute of Health.）

二、失语症和床边语言评估

失语症是一种继发于脑损伤的语言（口语、书面或签名）障碍。构音障碍是一种言语障碍（发音障碍）。

Broca 失语症患者不流利，省略了小的语法单词。他们很难命名、重复、阅读、写作，理解能力完整（然而，详细的理解测试可能会揭示出一些困难）。它定位于优势半球的额下回。

Wernicke 失语症的患者很流利，然而，言语的内容没有意义（失语症、新词、术语）。他们的命名、重复、阅读和写作功能受损（这对 Wernicke 失语症来说非常敏感）。它定位于优势半球的颞上回。

我们将简要讨论急性脑卒中对失语症的床边评估。一种语言评估有 6 个组成部分，即自发的言语（流畅性）、理解、命名、重复、阅读和写作。

语言的流畅性，包括言语表达错误、单词查找困难和努力，可以通过开放式问题来评估，并要求患者描述饼干罐的图片。错误的例子包括音位（替换不正确的声音；如“shoon 代替 spoon”）或语义（用相关的意思替换不正确的单词；如“刀换勺子”）。

理解能力由 LOC 命令的 NIHSS 部分进行评估（要求患者“睁开并闭上眼睛，抓住并松开你的手”），还可以补充其他的问题，看看患者是否能持续遵循简单或复杂的指导，例如，尝试回答是/否的问题和指向命令（如触摸鼻子，指向天花板，用左手拇指触摸右耳）。命名和阅读都是用 NIHSS 的命名卡进行评估的，并要求他们阅读标准的句子。重复和写作通常不作为 NIHSS 的一部分进行评估，但可以用于评估。让患者重复一些句子。重复学习障碍是失语症的一个敏感指标。

三、NIHSS 评分检查中常见的“棘手”场景

我们现在将回顾在给 NIHSS 进行评分时可能出现的缺陷。常见的（“棘手”）场景通常发生在 NIHSS 评分时，这些场景在评分系统中不明确，在学习 NIHSS 时通常没有被提及。下面我们将说明为这些具体例子评分的正确方法，以及实用的技巧。

（一）如何对失语症患者的构音障碍进行评分

如果患者是完全沉默的，那么他们会得到构音障碍的 2 分。然而，如果患者患有失语症，但能够口头表达，并且没有明显的构音障碍，那么他们将得到 0 分。

（二）如果患者不能可靠地沟通，如何评估视野

首先，我们的目标是评估肉眼视野异常。在脑卒中准则中尽量不要因为花太多时间在床边评估上而陷入

困境。对于不能沟通的患者，使用“视觉威胁”。用手快速接近每个视野象限，观察眨眼反射（小心不要碰眼睛）。不存在眨眼对威胁本身的特异性较低。

（三）如果患者身体虚弱，如何评分共济失调

需要认识到共济失调与肌肉无力的程度不成比例（说起来容易，做起来难，因为这种区别来自于经验）。无力的人会行动迟缓，可能表现出笨拙和轻度不协调，但不应该是共济失调或在手指对鼻子或脚后跟对胫骨检查中是否有辨距障碍。不能理解或瘫痪的患者没有共济失调。

无力和共济失调可以共存（如共济失调－偏瘫－腔隙性脑卒中综合征）。确保患者充分伸展手臂以达到目标；如果手指目标太接近患者，你可能会错过终点辨距不良。检查者可以要求患者进行快速手敲击测试（有节奏地敲击，像稳定的鼓拍）和快速交替手运动测试（交替拳头和手掌），来评估减速（预期与肢体麻痹）或共济失调（不规则节奏和运动力量）。

（四）如果患者不能沟通，如何评估感觉检查

感觉检查应使用尖锐的物体（即无菌安全针或破损的压舌板）。目标为寻找一个迟钝或失语症患者的痛苦或戒断表情。临床要点是测试下肢近端区域，因为老年人在基线时可能有长度依赖的多发性神经病变（有许多

原因，如糖尿病），影响远端肢体。

（五）如何评估忽视症

顶叶参与了空间感知。非显性顶叶病变（即大多数患者的右顶叶）可导致对侧注意力不集中和消失。其他部位包括右额叶和丘脑。

当患者忽视对侧的视觉、体感或听觉刺激时，就会出现不注意（或忽视），但如果他们的注意力被强烈地吸引到那里，可能会识别它。这不是由于主要的感觉或运动异常。在严重的情况下，患者可能无法识别自己的肢体。在消失过程中，当一个刺激与未受影响的一侧的相同刺激同时出现时，患者就会忽略对侧刺激。如果患者有明显的初级感觉模态丧失，你就不能测试消失。为了测试触觉感觉的消失，让患者闭上眼睛，告诉你，你是同时触摸右手、左手，还是同时触摸两者。

（六）如何区分视觉消失和视野缺损

当视野缺损时，患者不会看到该区域出现的任何视觉刺激。随着视觉消失，当患者在视野两侧均出现刺激时，他们会忽视对侧刺激，然而，只在对侧出现刺激会被理解。将头部转向缺陷或提示的方向可以改善忽视，但不会改变一个同向的视野缺损。你也可以测试对其他模式（触觉和听觉）的感觉消失。

其他体格检查要点

- 谵妄患者的注意力或意识会有波动，不应该出现失语错误，而孤立性失语的脑卒中患者通常会注意并试图做出反应，经常出现失语错误。
- 躯干和步态共济失调是一种后循环征象，在NIHSS上未对其进行评估，所以如果不检查平衡和步态，小脑卒中可能会被遗漏。因此，如果怀疑有小脑卒中，不要忘记检查患者是否能正常坐、站立和行走。临床要点是，如果患者可以正常行走，特别是如果步态是完整的，那么患者不太可能有中线急性小脑病变。
- 急性脑卒中（包括缺血性和出血性）的血压升高通常是由于脑灌注压的自动调节而升高的。

四、体检表明是功能性（心因性）障碍的线索

即使是有经验的临床医生也很难诊断出心因性（非器质性或功能性）障碍。这总是一种排除性诊断，特别是在急性脑卒中的情况下。一些患者可能有功能重叠或夸大的疾病行为，这些行为叠加在真正的脑卒中缺陷上。

（一）失去控制的无力、可变化的无力和非解剖模式

- 最初，患者的患肢表现出完全或适当的力量，但当施加阻力时，它就会失去控制或突然倒下。当患者感到疼痛或不理解说明时，可能会出现假阳性。
- 也要寻找不一致的反应［重复测试和不同位置（如仰卧、坐着、行走时无力）的变异性］，不符合典型上运动神经元模式或受影响肌肉群解剖分布的无力，以及易暗示性。

（二）同步收缩

- 当测试主动肌肉组时，拮抗肌肉收缩。例如，当测试肘部屈曲（肱二头肌）时会感觉到肱三头肌收缩。

（三）胡佛征（Hoover sign）

- 如果患者有功能缺陷，未受影响的腿将不会向下推到床上（用力不会传递到另一条腿）。同样，要小心由于疼痛、忽视或对方向的理解不佳而产生的假阳性。

（四）中线感觉丧失的分裂

- 在解剖学上，躯干感觉丧失并不是完全以中线分界的，这是由于来自对侧肋间神经的重叠神经支配所致。

（五）蜡样屈曲

- 畸张症的征兆。
- 当患者的手臂被反重力举起并松开时，它会保持位

置，不会下垂。

（六）手落在面部的防护

- 将手举过面部。当可能有软弱无力的时候，它会避开面部。

五、体检中的异常体征

如何理解体检中的异常体征

正确/错误的眼动方向

正确眼动方向出现在影响额部视野的病变中。额部视野通常有助于对侧眼球运动，然而，当有损伤（如缺血）时，眼睛向病变的一侧(即远离偏瘫侧)看去。错误眼动方向看向无力的一侧，而远离病变的一侧，主要有以下原因。

- 大脑皮质的癫痫活动，它会激活（而不是损害）额眼区域。
- 由于不明原因，丘脑出血会扰乱内囊的皮质脊髓通路，导致对侧无力，也会导致错误眼动方向（这些丘脑病变通常很大，通常伴有深度昏迷）。
- 脑桥底部和被盖的损伤破坏皮质脊髓纤维，导致对侧偏瘫，并累及第六神经核［或脑桥旁正中的网状结构（paramedian pontine reticular formation，PPRF］，导致同侧水平凝视麻痹。

发汗、神志不清、皮肤苍白

- 提示低血糖或其他代谢异常或晕厥前期。

瞳孔

- 散瞳提示拟交感神经毒症（苯丙胺、可卡因、伪麻黄碱、胆碱能拮抗药等）。
- 瞳孔缩小提示阿片类药物或麻醉药过量。脑桥被盖损伤通常会导致针尖样瞳孔。最常见的原因是脑桥出血。
- 外侧延髓被盖病变（Wallenberg 综合征）可导致同侧 Horner 综合征。

感觉水平（无脑神经损伤）

- 定位于脊髓。

六、临床简化的脑卒中流程

在我们继续讨论脑卒中综合征和脑卒中成像的规则之前，这里有一个临床脑卒中准则，它总结了脑卒中准则的第一部分——从急诊室 / 脑卒中小组收到脑卒中警报开始，一直到脑卒中成像之前（图 3-6）。在本书的后面部分，我们将综述脑卒中成像流程。

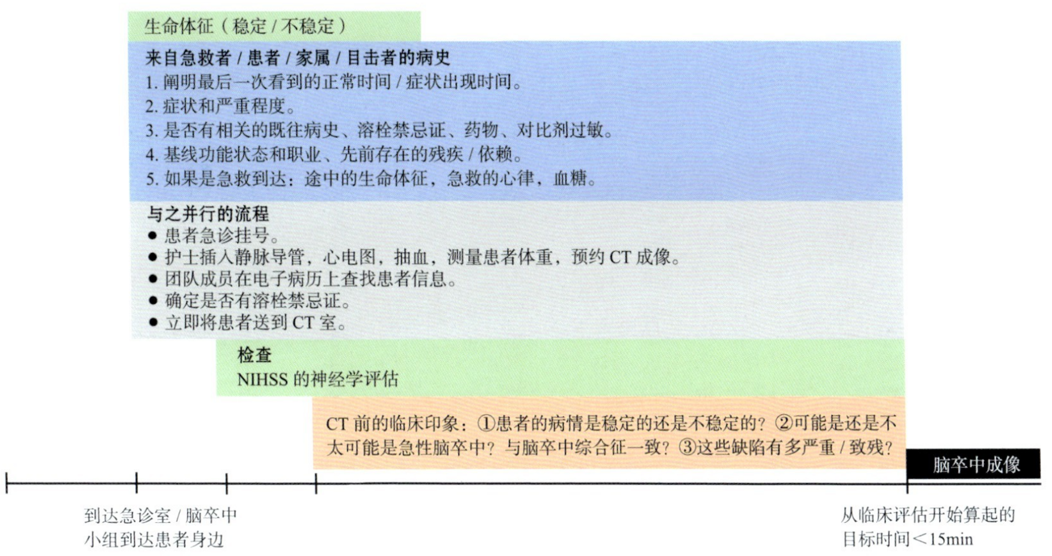

▲ 图 3-6 临床简化的脑卒中流程

这个脑卒中准则以 EMS 预先通知或退出页面开始。有许多任务是并行和连续完成的，最终以脑卒中成像之前的临床印象结束。从临床评估开始到第一个 CT 的目标时间<15min

总结

在这一章中，我们回顾了 NIHSS，以及常见的“棘手”评分和临床场景，并提供了实用的临床提示。当你有时间压力时，在检查早期寻找皮质迹象（失语、忽视、凝视偏差），这可能是大血管闭塞的提示，意味着激活血管内团队。我们还讨论了与功能障碍和脑卒中模型有关的不同检查动作。

拓展阅读

[1] Abdelnour LH, El-Nagi F. Functional neurological disorder presenting as stroke: a narrative review. *J Psychol Abnorm*. 2017;6:1.

[2] Blumenfeld H. *Neuroanatomy Through Clinical Cases*. 2nd ed. Oxford University Press; 2010.

[3] Boulanger JM, et al. Canadian stroke best practice recommendations for acute stroke management: prehospital, emergency department, and acute inpatient stroke care, 6th edition, update 2018. *Int J Stroke*. 2018;13(9):949–984.

[4] Caplan L. *Caplan's Stroke. A Clinical Approach*. 4th ed. Boston: Elsevier Canada; 2009.

[5] Liberman A, Prabhakaran S. Stroke chameleons and stroke mimics in the emergency department. *Curr Neurol Neurosci Rep*. 2017;17(2):15.

[6] National Institute of Health, National Institute of Neurological Disorders and Stroke. *Stroke Scale*. https://www.coeuretavc. ca/–/media/pdf-files/canada/health-information-catalogue/ hsf_strokeassessguide_v1_web_en.ashx.

[7] Stone J, Sharpe M. Hoover's sign. *Pract Neurol*. 2001;1:50–53.

第 4 章　脑卒中综合征

Stroke Syndromes

董　浩　高耀天　刘　飞　沈　杰　杨露露
罗　靖　宗　刚　翁传波　林可懿　译

本章是脑卒中急性期的基石。与普通神经病学不同的是，神经科医生会问："病变在哪里，病变是什么？"，脑卒中神经病学的相关问题变成了"所涉及的血管区域是什么？血管病变是什么？"

C. Miller Fisher 曾说"神经病学是通过一次又一次脑卒中学来的。"

本章提供了一种常见的（和不常见的）临床脑卒中综合征与神经解剖图相关联的方法。最常见的脑卒中综合征在这些红色的方框中突出显示。对这些更常见的介绍感兴趣的读者，或者那些刚刚开始在脑卒中中心轮转或在神经内科做住院医师的读者，可以把阅读重点放在神经解剖图和图中红色的方框上。有经验的读者，有兴趣回顾常见和不常见的脑卒中综合征，将从阅读整章中受益。

本章并不是对脑血管解剖学的全面回顾。然而，这里有一些图（图 4-1 至图 4-3），可能有助于在阅读不同的临床脑卒中综合征之前进行回顾。

以下是对不同脑卒中综合征的概述和方法。临床上的要点是要记住询问利手，因为这在确定半球优势方面很重要。

脑卒中综合征的研究方法

大血管病

- 前循环
  - 大脑中动脉
    - 完全性左、右大脑中动脉综合征、部分性综合征和 Gerstmann 综合征
  - 大脑前动脉
    - 完全性左、右大脑前动脉综合征、部分综合征和 Heubner 回返动脉
  - 脉络膜前动脉
- 后循环
  - 基底动脉
    - 基底动脉近端和顶端综合征
  - 大脑后动脉
    - 完全性左、右大脑后动脉综合征和 Balint 综合征

（续表）

脑卒中综合征的研究方法
小血管病（腔隙综合征） • 纯运动 • 纯感觉 • 混合感觉运动 • 共济失调偏瘫 • 构音障碍手笨拙综合征
脑干 • 延髓外侧和内侧综合征 • 脑桥综合征（4 种） • 中脑综合征（3 种）
脊髓 • 脊髓前、后动脉综合征
丘脑综合征

一、前循环

前循环起源于颈总动脉（common carotid artery，CCA）（图 4–4）。在典型的解剖结构中，右侧 CCA 起源于头臂干，左侧 CCA 起源于主动脉弓。颈总动脉大约在 C_6 水平分成颈内动脉（internal carotid artery，ICA）和颈外动脉（external carotid artery，ECA）。我们将重点介绍颈内动脉，因为它负责大脑前循环。

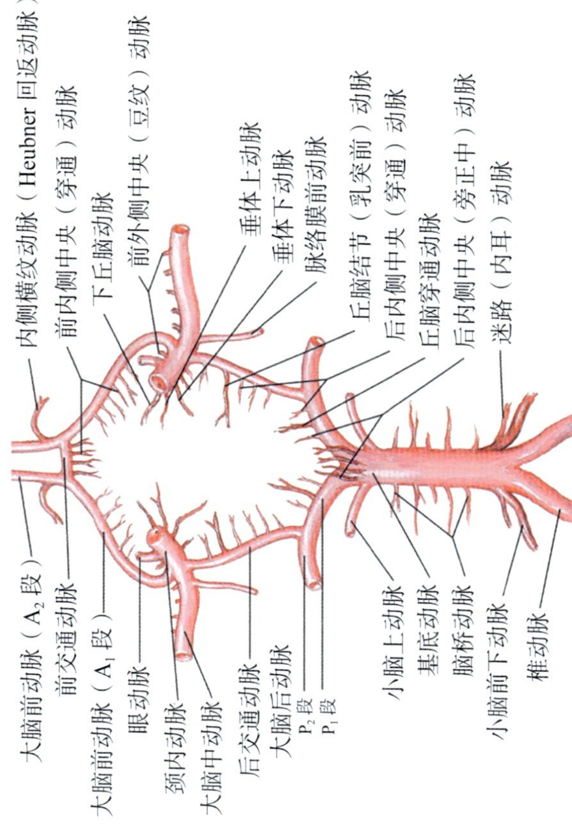

▲图 4-1 **Willis 环及其主要分支和重要的小分支**

经许可转载，引自 Felten D, Maida M, Netter F, O'Banion M. Netter's Atlas of Neuroscience. 3rd ed. Canada: Elsevier; 2015, Copyright (2015) Elsevier Canada.

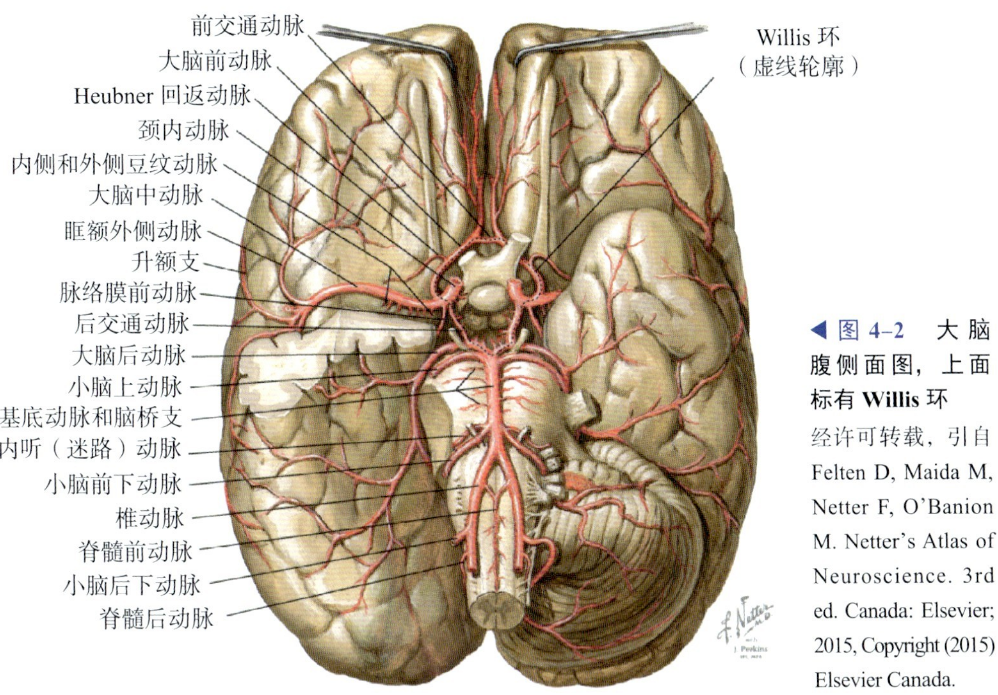

◀图 4-2 大脑腹侧面图，上面标有 **Willis** 环
经许可转载，引自 Felten D, Maida M, Netter F, O'Banion M. Netter's Atlas of Neuroscience. 3rd ed. Canada: Elsevier; 2015, Copyright (2015) Elsevier Canada.

临床要点：只在大约 25% 的人体解剖学中能看到规范的 Willis 环。

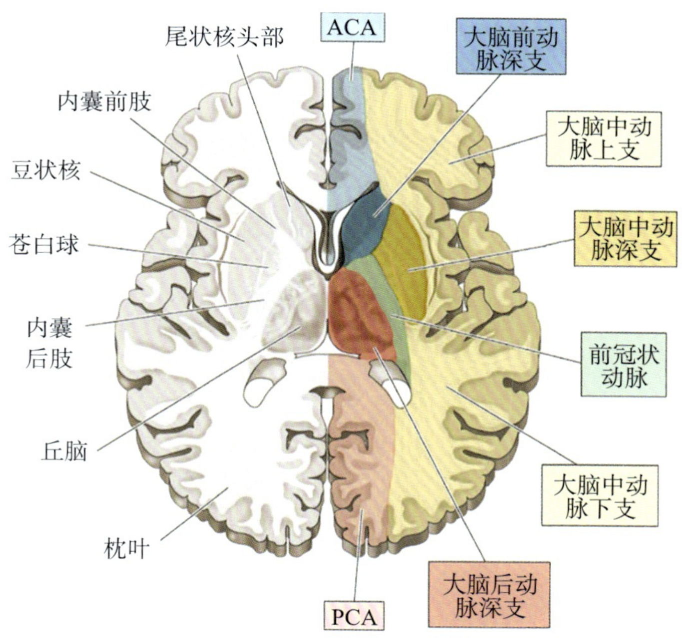

▲ 图 4-3 供给大脑皮质和皮质下区域的动脉区

经许可转载，引自 Blumenfeld H. Neuroanatomy Through Clinical Cases. 2nd ed. Oxford University Press；2010，Copyright（2010）Oxford University Press.

ACA. 大脑前动脉；PCA. 大脑后动脉

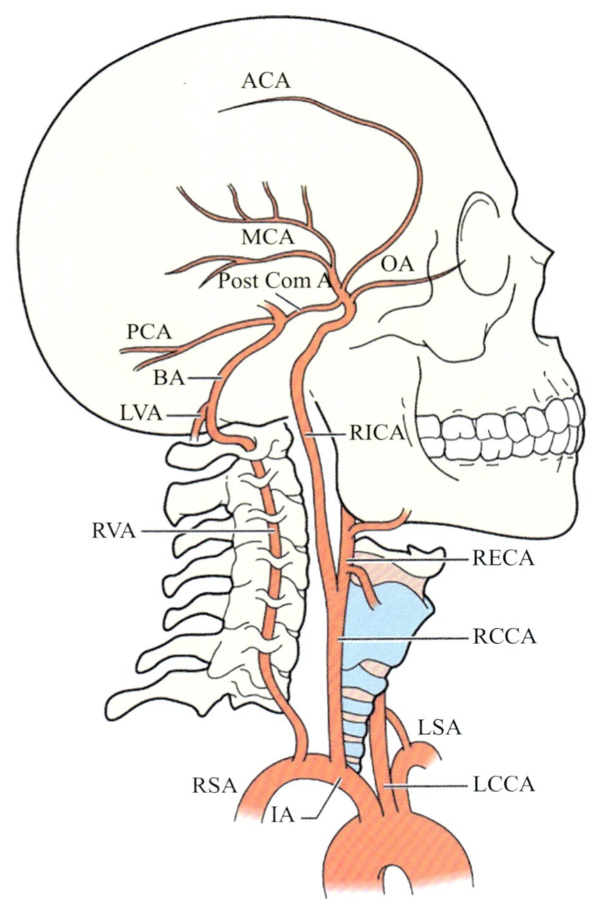

▲ 图 4-4　右颅脑动脉切面

ACA. 大脑前动脉；BA. 基底动脉；IA. 无名动脉；LCCA/RCCA. 左 / 右颈总动脉；LSA/RSA. 左 / 右锁骨下动脉；LVA/RVA. 左 / 右椎动脉；MCA. 大脑中动脉；OA. 眼动脉；PCA. 大脑后动脉；Post Com A. 后交通动脉；RECA. 右颈外动脉；RICA. 右颈内动脉［经许可转载，引自 Grotta J，et al. Stroke：Pathophysiology，Diagnosis，and Management. 6th ed. Canada：Elsevier；2015，Copyright（2015）Elsevier Canada.］

ICA 有以下七个部分。

(1) 颈段。

(2) 岩段。

(3) 破裂孔段。

(4) 海绵窦段。

(5) 床突段。

(6) 眼段（床突上段）。

(7) 交通段（终末端）。

眼动脉是颈内动脉的第一个主要分支，因为它穿透硬脑膜。颈内动脉的另一个临床相关分支是脉络膜前动脉。

然后，颈内动脉分成大脑前动脉和大脑中动脉（图 4–5 和图 4–6）。

（一）大脑中动脉

缺血性脑卒中最常见的动脉是大脑中动脉（middle cerebral artery，MCA）。梗死的不同节段、分支和模式如图 4–7 所示。我们将回顾每一种模式。

下面我们将描述与大脑中动脉上述分区闭塞相关的脑卒中综合征。

1. 大脑中动脉上干闭塞

上干供应额叶和顶上叶。与这种综合征相关的神经系统症状如下。

- 对侧面部、上肢偏瘫伴相对未累及的下肢。

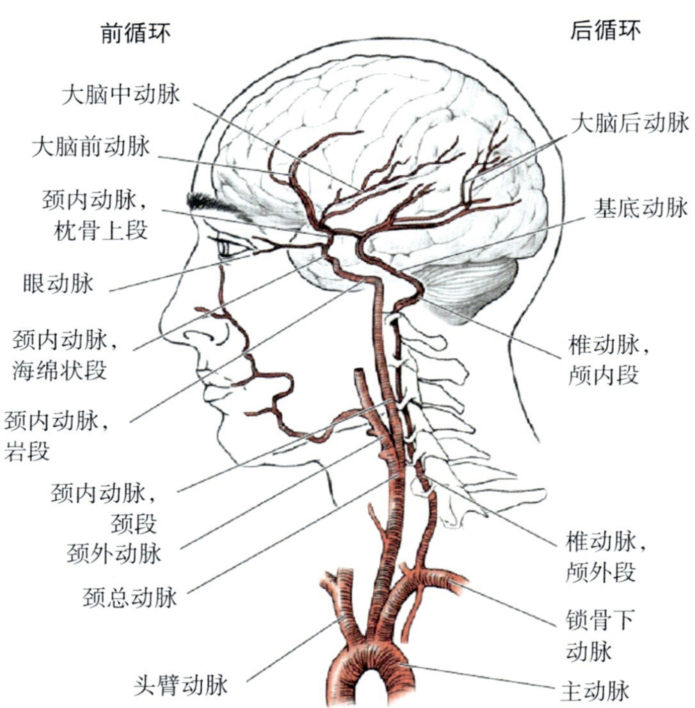

▲ 图 4–5 颈内动脉的重要分支 / 节段

经许可转载，引自 Blumenfeld H.Neuroanatomy Through Clinical Cases. 2nd ed. Oxford University Press；2010，Copyright（2010）Oxford University Press.

– 这是由于运动小体的侧面受到了影响，这个部位代表面部和手臂。

- 对侧半感觉丧失，有时未累及腿部。

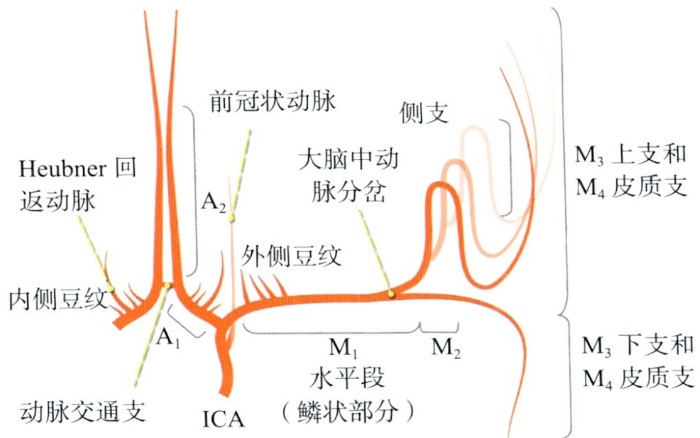

▲ **图 4-6　前循环：大脑中动脉和大脑前动脉；颈内动脉的两个分支**

经许可转载，引自 Mandell J. Core Radiology. Cambridge University Press; 2013, Copyright (2013) Cambridge University Press.

- 对侧下象限偏盲。
- 双眼同侧眼球偏斜。
  - 额叶眼区位于额叶皮质，负责眼球向对侧方向的自主运动。影响前部眼区的梗死会导致眼睛向病变一侧“下落”（眼睛从偏瘫一侧移开）。也就是说，在试图看向病变（或远离偏瘫）时，存在部分或完全凝视麻痹。

(1) 非优势半球

- 不注意 / 忽视空间的对侧。视觉、躯体感觉和听觉都会受到影响。

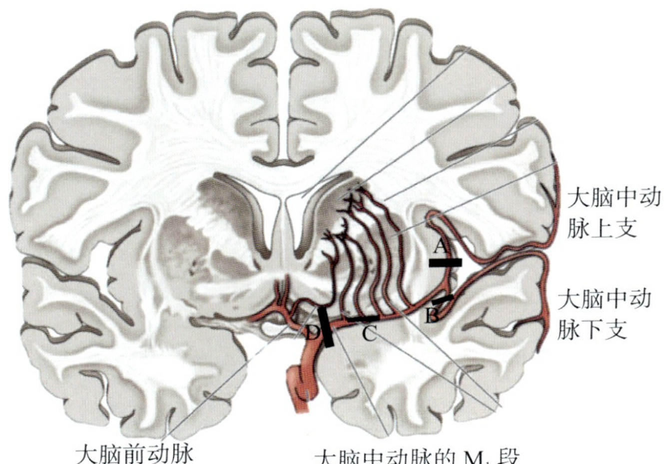

▲ 图 4-7 不同类型脑梗死的大脑中动脉分支的冠状面

黑线表示不同位置的动脉闭塞。A. 大脑中动脉上干闭塞；B. 大脑中动脉下干闭塞；C. 深基底节梗死（即交界处斑块）；D. 大脑中动脉近端（M_1 段）闭塞[经许可转载，引自 Blumenfeld H. Neuroanatomy Through Clinical Cases. 2nd ed. Oxford University Press; 2010, Copyright (2010) Oxford University Press.]

– 右半球被认为在注意机制中更重要（左半球的损伤会导致轻微的或无法检测到的注意力缺陷）。这是因为右脑同时关注左侧和右侧的刺激，但更强烈地关注左侧的刺激，而左半球只关注右侧的刺激。
– 半侧空间忽视症，定义为对一侧视野的注意和意识的缺失。忽视输入，或“注意力不集中”，包括忽视对侧视觉、声音或触觉刺激。

- 疾病失认症，即对神经缺陷缺乏洞察力。
- 躯体失认症，这是对身体左侧某一部位的认知或意识丧失。

(2) 优势半球

- 失语症（Broca）。
  – Broca 区位于额叶下回。
- 失用症
  – 如理想性运动性失用症，这是一种不能归因于初级感觉运动缺陷的有目的的运动动作。有许多形式的失用症超出了本书的范围。让患者假装刷牙或梳头。

2. 大脑中动脉下干闭塞

下干供应颞叶和顶下叶的外侧表面。这可能是一个很难在床边确定的临床定位。与这种综合征相关的神经系统症状如下。

- 无运动或感觉异常。
  – 初级运动和感觉皮质不受影响。
- 对侧上象限偏盲。
  – 视觉通路（Meyer 环）穿过颞叶的下部。
- 可能是暴躁、偏执或暴力，并被误认为谵妄。

(1) 非优势半球

- 常处于类似谵妄的烦躁、过度活跃的状态。

(2) 优势半球

- 失语症（Wernicke）。
  – Wernicke 区位于顶下 / 上颞叶。

3. 深部基底节梗死（交界处斑块）

这是由于主干 MCA 在豆状核纹状体分支之前或之间狭窄或闭塞所致。这不应与小血管疾病（即腔隙，将在本章后面讨论）造成的梗死混淆。这些可以单独观察，因为侧支循环可能足以防止广泛的皮质梗死。这些病变比腔隙大，通常延伸到脑下表面。通常被称为交界性斑块或分支动脉闭塞。与这种综合征相关的神经系统症状如下。

- 对侧偏瘫。
- 感觉丧失通常是轻微的。
  – 这是未累及丘脑 / 内囊后肢的结果。

(1) 非优势半球

- 注意力不集中 / 忽视对侧空间（比顶叶皮质梗死更短暂）。

(2) 优势半球

- 在短暂的沉默之后，语言稀疏且构音障碍，很少重复（类似于经皮质失语症）。

4. 大脑中动脉远端分支闭塞

病因几乎总是栓塞性的，综合征取决于受影响的远端分支。

5. 近端 MCA 段（M_1 段）闭塞

大脑中动脉近端综合征（即 M_1 闭塞）

这是由于近端闭塞，或 MCA 的 M_1 段（血管内治疗的理想目标）。与此综合征相关的神经系统症状如下。

- 对侧偏瘫（上肢＞下肢）。
- 偏侧感觉丧失。
- 眼球斜视（向病变一侧看）。
- 对侧偏盲。

非优势半球

- 偏侧空间忽视症。
- 疾病失认症。
- 嗜睡和眼睑打开不畅（不常见）。

优势半球

- 完全性失语症。
- 失用症（如意念运动失用症）。

6. 其他 MCA 综合征

格斯特曼综合征（Gerstmann syndrome）

这种罕见的脑卒中综合征是由缺血 / 梗死到优势的下顶叶，在角回的区域。与该综合征相关的神经系统“四组征”如下。

- 失写征（书面功能障碍）。
- 失算征（计算力功能障碍）。
- 左右定向障碍。
- 手指失认症（难以命名或识别单个手指）。

这种综合征通常伴有其他缺陷，主要由顶叶的较大病变引起的。伴随症状包括对侧视野缺损、失读症、失语症或更严重的失语。

（二）大脑前动脉

大脑前动脉（anterior cerebral artery，ACA）及其远端分支如图 4–8 所示。ACA 供血区梗死比 MCA 梗死要少见得多。他们常在大脑中动脉梗死的同时发生近端梗死（颈动脉末端如 T 形样闭塞）。此外，梗死的模式比 MCA 更简单。ACA 供血区梗死最重要的临床表现为肌力下降的分布差异。典型的情况是，肢体无力下肢>上肢。

大脑前动脉综合征

与此综合征相关的神经系统症状如下。

- 对侧腿无力和（或）感觉丧失（对侧腿可能存在轻度感觉丧失）。
- 对侧运动忽视。
- 失禁（尤其是双侧病变）。
- “异手手势”（正面变体）：手不由自主地运动（一只手对抗另一只手或不由自主地行动）。这是由于前额叶内侧及胼胝体喙部和膝部受累。

非优势半球

- 急性混乱状态。

优势半球

- 经皮质运动失语症（辅助运动区）。
- 对侧意识运动失用症。
  - 累及胼胝体前部，导致右感觉运动皮质与左半球语言区连接中断，表现为左手书写功能受损。
- 意志缺失（最常见于双侧梗死），这是一种冷漠、自发和有限的言语量减少的状态，缄默症。

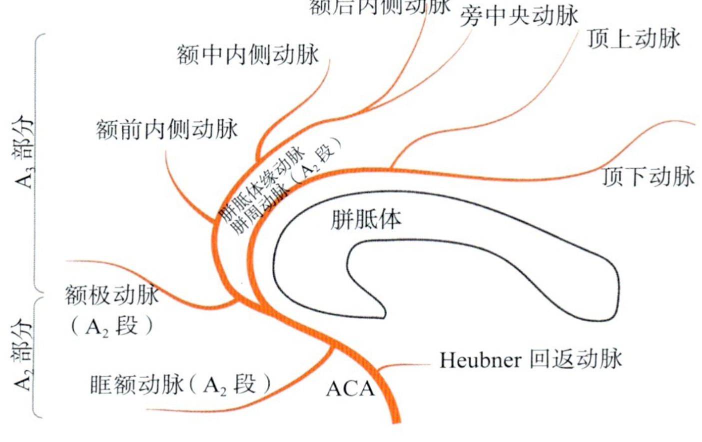

▲ 图 4–8　大脑前动脉及其远端分支

经许可转载，引自 Mandell J. Core Radiology. Cambridge University Press; 2013, Copyright (2013) Cambridge University Press.

双侧 ACA 起源于一侧 A_1 的解剖变异可导致双侧 ACA 区域梗死。临床上表现为突然的双侧腿部无力（类似于脊髓病变）。

Heubner 回返动脉闭塞

Heubner 回返动脉是 ACA 的一个分支，供应尾状核和内囊前肢（图 4–9）（只有 25% 的人有 1 条 Heubner 回返动脉，其余的人有 2 条、3 条或 4 条）。与该综合征相关的神经系统症状如下。

- 行为改变（淡漠、精神异常、激动、思维缓慢）。

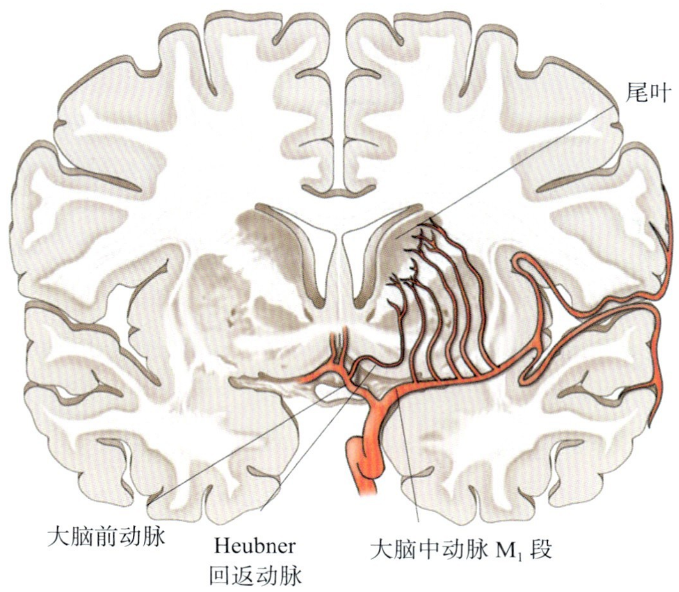

▲ 图 4-9　**基底神经节与 Heubner 回返动脉的冠状面，ACA 的一个分支**

经许可转载，引自 Blumenfeld H. Neuroanatomy Through Clinical Cases. 2nd ed. Oxford University Press; 2010, Copyright (2010) Oxford University Press.

认知变化类似于丘脑内侧、额叶和颞叶的病变。

- 对侧偏瘫（面部、手臂及腿部）。
- 构音障碍。
- 右尾状核：焦虑、躁动和左侧视觉缺损。

（三）脉络膜前动脉

脉络膜前动脉起源于颈内动脉（在眼动脉和后交通动脉以远）。供血区包括苍白球、外侧膝状体、内囊后肢和内侧颞叶。与该综合征相关的神经系统症状如下。

- 对侧偏瘫（面部、手臂和腿部）。
- 明显的大脑半球感觉丧失（通常是暂时性的）。
- 偏盲。
  - 如果外侧膝状核（在丘脑中）受到影响，可导致同侧偏盲、象限盲或部分偏盲（楔形视觉缺损）。
- 无持续性忽视、失语症或其他皮质功能障碍。

二、后循环

在我们讨论后循环综合征之前，让我们回顾一下后循环血供（图 4–10 和图 4–11）。

椎动脉起源于两侧的锁骨下动脉。椎动脉穿过颈椎椎体的横突孔，然后穿过硬脑膜，通过枕骨大孔进入颅腔。它们结合在一起形成基底动脉，并沿着脑桥的前方向上。小脑后下动脉（posterior inferior cerebral artery，PICA）在基底动脉之前从远端椎动脉上发出。供应小脑的后、下区域和延髓背外侧。小脑前下动脉（anterior inferior cerebral artery，AICA）起源于基底动脉的近端，供应脑桥、脑桥外侧被盖、绒球小叶和小脑前下部分。小脑上动脉（superior cerebellar artery，SCA）从基底动

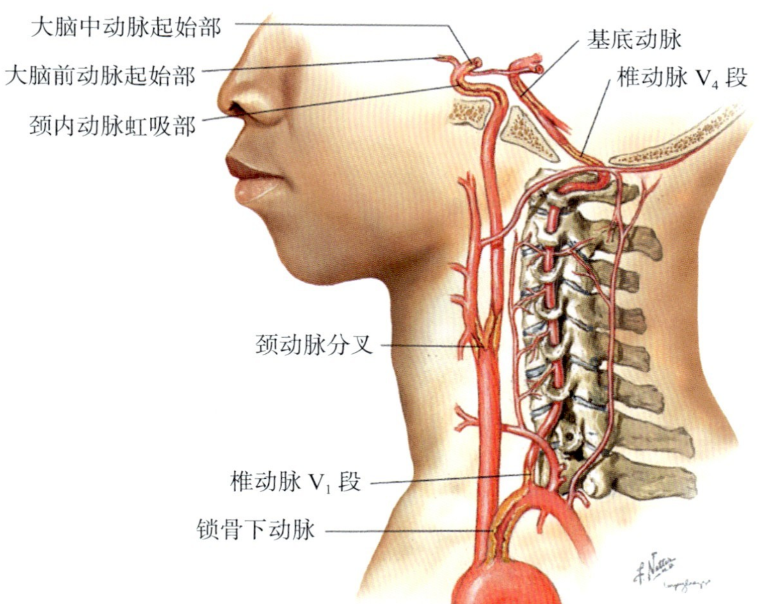

▲ **图 4-10　后循环和动脉粥样硬化好发部位**

经许可转载，引自 Felten D, Maida M, Netter F, O'Banion M. Netter's Atlas of Neuroscience. 3rd ed. Canada: Elsevier; 2015, Copyright (2015) Elsevier Canada.

脉远端发出，供应脑桥侧方、中脑顶盖，上蚓部、小脑半球外侧部分和大部分小脑核团。

基底动脉在大脑脚水平处分出大脑后动脉（posterior cerebral artery，PCA）。PCA 随后环绕中脑的外侧和后方，供应内侧颞叶、部分顶叶和枕叶。PCA 的穿支血管

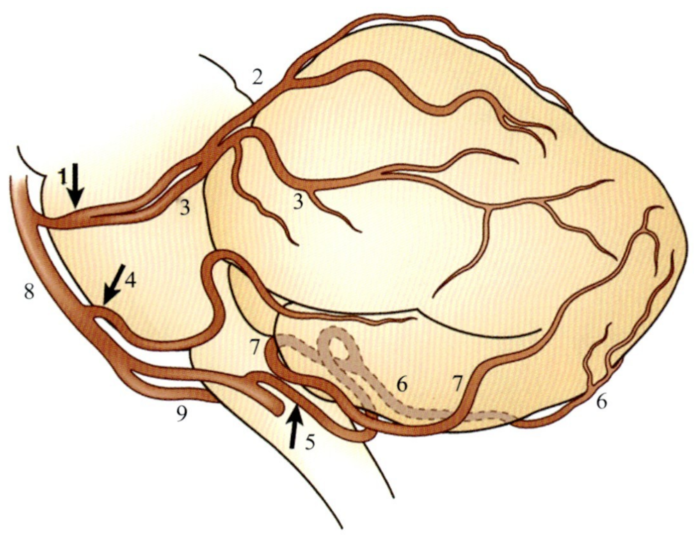

▲ 图 4–11 脑干和小脑血管供应的侧位图

1. 小脑上动脉；2. 小脑上动脉内侧支；3. 小脑上动脉外侧支；4. 小脑前下动脉；5. 小脑后下动脉；6. 小脑后下动脉内侧支；7. 小脑后下动脉外侧支；8. 基底动脉；9. 椎动脉

经许可转载，引自 Grotta J, et al. Stroke: Pathophysiology, Diagnosis, and Management. 6th ed. Canada: Elsevier, 2015, Copyright (2015) Elsevier Canada.

供应中脑和丘脑（图 4–2）。

（一）基底动脉闭塞

基底动脉闭塞（basilar artery occlusion，BAO）约占所有缺血性脑卒中的 1%，是一种灾难性的脑卒中综合征。未经治疗的急性 BAO 病死率很高，大多数幸存者都留有严重残疾，一些幸存者处于悲惨的“闭锁”状态（清醒但有四肢瘫，无法说话，并且依赖呼吸机）。这是一种你不想错过治疗的综合征，尤其是因为 t-PA 或血管内治疗的时间窗比前循环脑卒中的时间窗更长。关于 BAO 及其处理的进一步讨论，请参见第 10 章。

我们将该综合征分为近端闭塞（图 4–12）和基底动脉尖综合征（图 4–13）。

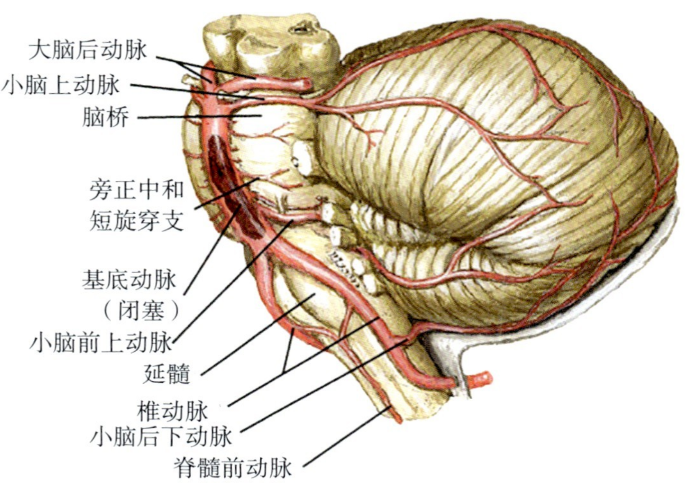

▲ 图 4–12 基底动脉近端闭塞

经许可转载，引自 Felten D, Maida M, Netter F, O’Banion M. Netter’s Atlas of Neuroscience. 3rd ed. Canada: Elsevier; 2015, Copyright (2015) Elsevier Canada.

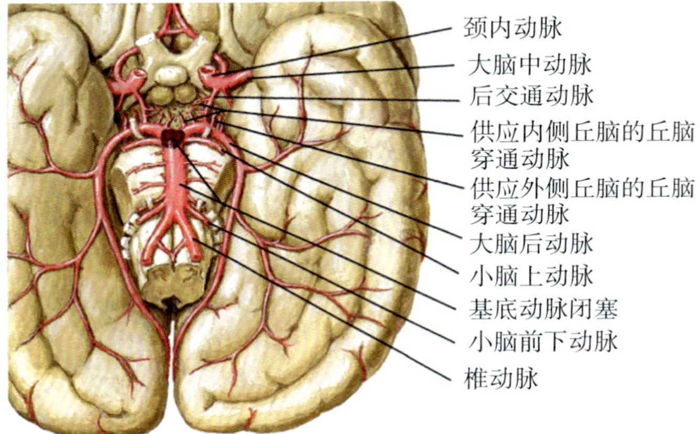

▲ 图 4–13 基底动脉尖闭塞

经许可转载，引自 Felten D, Maida M, Netter F, O'Banion M. Netter's Atlas of Neuroscience. 3rd ed. Canada: Elsevier; 2015, Copyright (2015) Elsevier Canada.

1. 基底动脉近端闭塞

这导致所有下游动脉的灌注受损，包括供应脑桥的基底动脉旁正中穿支、SCA 和 PCA（尽管在某些情况下，基底动脉尖和 PCA 可以通过后交通动脉接受来自前循环的逆向侧支循环血流）。

基底动脉近端综合征

与该综合征相关的神经症状如下。

- 意识水平改变（嗜睡或昏迷）。
- 四肢轻瘫或四肢瘫痪（可能有不对称）。
- 可能有“交叉麻痹”，如右脸和左侧肢体，反之亦然。
- 可能有异常的运动，如抽搐、震颤、痉挛和颤抖。这些运动可能被误诊为癫痫发作。
- 眼球运动异常；复视。
  - 这些可能包括：水平凝视麻痹（完全性或单侧）、单侧或双侧核间眼肌麻痹（internuclear ophthalmoplegia，INO）、一个半综合征、反向偏斜、凝视麻痹性眼震、双侧上睑下垂等。
- 瞳孔异常。
  - 可能有针尖样的瞳孔。
- 共济失调。
- 延髓症状（通常为双侧）。
  - 这些可能包括面肌无力、吞咽困难、构音困难或发音困难。可能存在腭肌阵挛。
- 假性延髓麻痹。

2. 基底动脉尖综合征

这可能导致中脑、丘脑和枕叶（脑桥除外）的缺血/梗死。

与该综合征相关的神经症状如下。

- 瞳孔异常（动眼神经副核、动眼神经核或下行交感神经系统的传入受累）。
  – 取决于病变的程度和范围瞳孔可能较小、居中或扩大。
- 眼球运动异常。
  – 垂直凝视障碍。
  – 会聚 – 回缩性眼球震颤。
- 意识水平改变（嗜睡或昏迷）。
- 失忆症。
- 躁动、幻觉（大脑脚幻觉症 – 生动、视觉的、富有色彩和具体的）。
- 同向性偏盲。

（二）大脑后动脉

大脑后动脉发出供应中脑和丘脑的穿支动脉（图 4–14）。然后它发出枕叶分支，并且供应颞叶的内侧和下部。

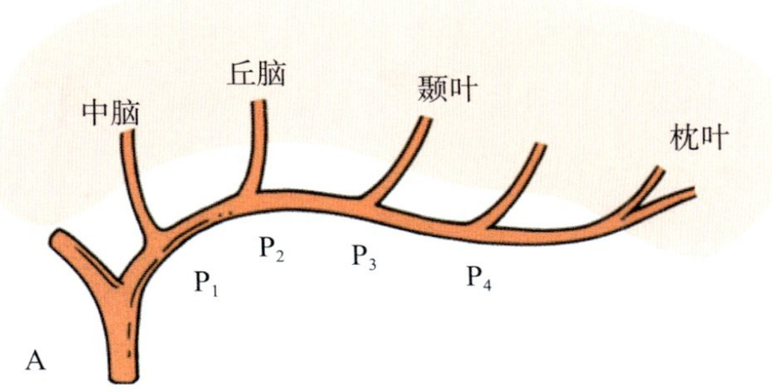

▲ **图 4-14 大脑后动脉的节段及其脑实质的动脉供血**

经许可转载，引自 Grotta J, et al. Stroke: Pathophysiology, Diagnosis, and Management. 6th ed. Canada: Elsevier, 2015, Copyright (2015) Elsevier Canada.

大脑后动脉综合征

与此综合征相关的神经症状如下。

- 偏盲。
  - 如果距状裂的下唇受到影响，则会导致对侧视野的上象限盲。如果距状裂的上唇受到影响，则会导致对侧视野的下象限盲。如果两者都受到影响，则会导致完全同向性偏盲。
- 伴随的视觉不注意 / 忽略。这发生在顶枕叶受累时，主要是右侧顶枕叶。
- 对侧偏身感觉丧失。当丘脑受累，特别是腹后外侧核（ventroposterolateral nuclei，VPL）。
- 对侧偏瘫（罕见）。当中脑大脑脚受到影响时。

优势半球

- 失读不伴失写。枕叶和胼胝体压部（两半球之间的连接中断）的梗死。在这种综合征中，患者可以书写，但不能阅读。可能伴随颜色命名障碍。
- 难以命名物体（经皮质感觉性失语症）。
- 记忆改变（顺行性遗忘）。累及内侧颞叶时发生。
- 视觉失认症。当呈现对象时，他们很难口头描述对象的用途。如果将物体放在手上来获得感觉的线索，他们通常可以正确地识别它。

非优势半球

- 面容失认症（难以识别熟悉的面孔，甚至自己在镜子里的脸）。

双侧半球

- 皮质盲（称为 Anton 综合征）。患者经常会虚构他们所看到的。

Balint 综合征

该综合征由双侧顶枕叶（MCA 和 PCA 区域之间的分水岭区）梗死引起，常因围术期明显的低血压或失血引起灌注不足。与此综合征相关的神经系统症状如下。

- 同时失认症：无法同时看到视野内的所有物体（即整合整个视觉场景），可能只注意到部分物体，尽管视力正常。
- 视神经失调：无法准确协调眼和手的运动。
- 眼失用：无法自主地将目光准确地对准目标。

三、腔隙综合征

腔隙性梗死是一种小的梗死，通常定义为梗死范围直径＜1.5cm。临床上腔隙综合征多种多样，其中5种具有临床意义，通常与小的脑血管病变相关。腔隙性梗死通常由小的穿支动脉闭塞引起（图 4-15），最常与慢性高血压所致管壁透明样变有关，但也有一些可能是栓塞性的。从一般的解剖学角度来看，这些综合征可由脑桥基底至半卵圆体的任何部位的缺血或梗死引起。最常见的位置包括豆状核（壳核和苍白球）、脑桥、丘脑、尾状核、内囊后肢和放射冠。这些综合征缺乏皮质受损的相关症状，诸如失语症、失认症、忽视、失用症、视野缺损，以及意识丧失和癫痫发作等。

下面我们将描述最常见的几类腔隙综合征，它们的病变定位和供应血管。腔隙性脑卒中可急性出现，也可在数小时内逐渐进展或间歇性发作。

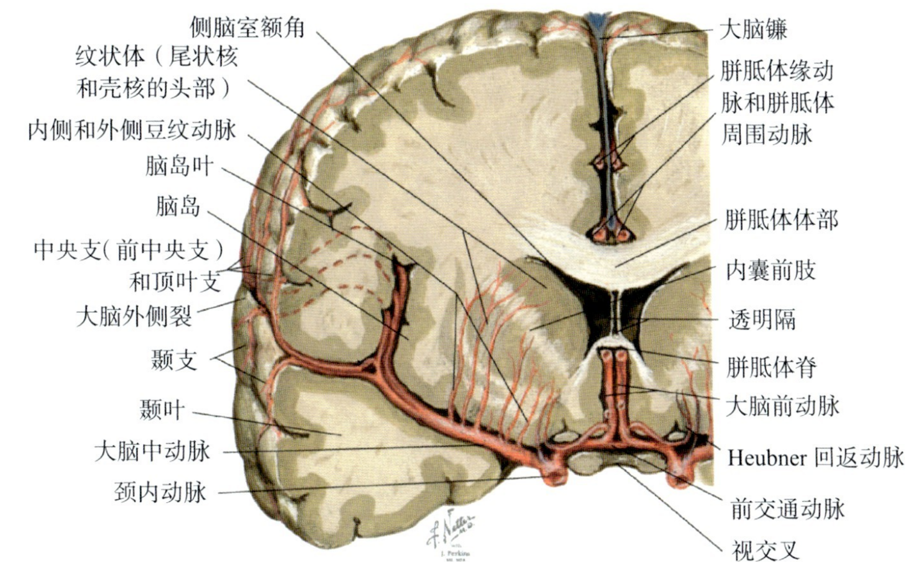

▲ 图 4-15 大脑中动脉近端豆纹动脉的冠状面示意图

经许可转载，引自 Felten D, Maida M, Netter F, O'Banion M. Netter's Atlas of Neuroscience. 3rd ed. Canada: Elsevier; 2015, Copyright (2015) Elsevier Canada.

常见的腔隙综合征

运动型

这是最常见的腔隙综合征，约占所有腔隙综合征 50%。通常表现为对侧面部、手臂和腿无力，而缺乏感觉功能和皮质受损症状。相关病变区域位于内囊后肢紧密排列，因此该位置的病变通常会导致整个对侧肢体无力（面部、手臂和腿通常都受到影响），而相对来说 MCA 的病变则通常影响面部和手臂多于腿部。

- 定位：内囊后肢、放射冠和脑桥基底。
- 供应血管：来自 MCA 的豆纹动脉分支或颅底穿支动脉的分支。

感觉型

该综合征常表现为对侧身体出现面部、手臂和腿部的感觉症状，而缺乏运动功能和皮质受损的症状。

- 定位：丘脑［腹后内侧核（ventralis posteromedialis，VPM）/ 腹侧后外侧核（ventralis posterolateralis，VPL）］，放射冠。
- 供应血管：来自 MCA 的豆纹动脉分支或 PCA 的丘脑穿支。

混合型

该综合征常表现为对侧面部、手臂和腿无力和感觉体征，而缺乏皮质受损的症状。

- 定位：丘脑尾部，脑桥外侧。
- 供应血管：来自 MCA 或 PCA 的豆纹动脉分支，或颅底穿支动脉。

构音障碍–手笨拙综合征

这是最不常见的一种类型，通常表现为面部无力、构音障碍和对侧手的轻微无力、笨拙。没有相关的感觉功能或皮质受损症状。

- 定位：放射冠，内囊前支或膝部，脑桥基底。
- 供应血管：来自 MCA 的豆纹动脉分支或颅底穿支动脉的分支。

共济失调性轻偏瘫

该综合征常表现为同侧肢体无力（面部、手臂和腿）和肢体共济失调。共济失调与运动障碍不成比例，没有相关的感觉功能或皮质受损症状。

- 定位：内囊后肢，脑桥基底和放射冠。
- 供应血管：来自 MCA 的豆纹动脉分支或颅底穿支动脉的分支。

四、脑干综合征

脑干由基底动脉旁中央支和周围支供血，分别是小脑前下动脉 AICA、小脑后下动脉 PICA 和小脑上动脉 SCA。运动束（皮质脊髓）在锥体的水平旁中央并交叉。一个临床上的重点是，如果面部有上运动神经元受损症状，病灶应定位在脑桥中央水平以上，也就是第Ⅶ对脑神经的位置。

下面我们将讨论两种主要的延髓脑卒中综合征，四种主要的桥脑综合征和三种主要的中脑综合征。根据病变的大小，可能会出现以下症状的全部或部分组合。

1. 延髓脑卒中综合征

(1) 延髓外侧综合征（Wallenberg 综合征）。

(2) 延髓内侧综合征（Dejerine 综合征）。

2. 脑桥脑卒中综合征

(1) 脑桥下内侧综合征（Foville 综合征）。

(2) 脑桥下外侧综合征（Marie-foix 综合征）。

(3) 脑桥中内侧综合征。

(4) 脑桥中外侧综合征。

3. 中脑脑卒中综合征

(1) 中脑脚（Weber 综合征）。

(2) 中脑背内侧（Claude 综合征）。

(3) 副中脑（Benedikt 综合征）。

与记忆和一种特定的综合征相关的症状不同，脑干中的 4 个规则是了解脑干解剖结构及相关血管综合征的有效方法。

脑干中的 4 个规则

- 髓质内有 4 对脑神经（Ⅸ～Ⅻ），脑桥上有 4 对脑神经（Ⅴ～Ⅷ），脑桥上方有 4 对脑神经（Ⅰ～Ⅳ）。
- 中线有 4 个运动核，可被 12 整除（3、4、6、12）。
- 在以 M 开头的中线上有以下 4 个结构。
  - 运动通路（motor pathway；对侧皮质脊髓束）。
  - 内侧丘系（medial lemniscus；对侧振动觉和本体感觉）。
  - 内侧纵束（medial longitudinal fasciculus；同侧核间眼肌麻痹）。
  - 运动核（motor nuclei；受影响的同侧脑神经丧失）。
- 在侧面有 4 个结构，以 S 开头。
  - 脊髓小脑通路（spinocerebellar pathways；手臂和腿部的同侧共济失调）。
  - 脊髓丘脑通路（spinothalamic pathway；对侧痛温觉）。
  - 脑神经 V 的感觉核（sensory nucleus；同侧面部

痛温觉）。

– 交感神经通路（sympathetic pathway；同侧 Horner 综合征）。

试着将这一规则应用于下面讨论的脑干综合征。

引自 Gates P. The rule of 4 of the brainstem: a simplified method for understanding brainstem anatomy and brainstem vascular syndromes for the non-neurologist. Int Med J. 2005;35:263–266.

延髓外侧综合征

延髓外侧综合征中血管供应中断的是椎动脉，不太可能是 PICA。与该综合征相关的神经系统症状如下（图 4–16）。

- 同侧性共济失调、眩晕、眼球震颤和恶心。这是由于小脑脚和前庭神经核受累所致。这通常是这种疾病最致残的临床特征。
- 同侧面部痛温觉减轻。这是由于三叉神经核和束受累所致。
- 对侧手臂 / 腿部痛温觉减轻。这是由于脊髓丘脑束受累所致。

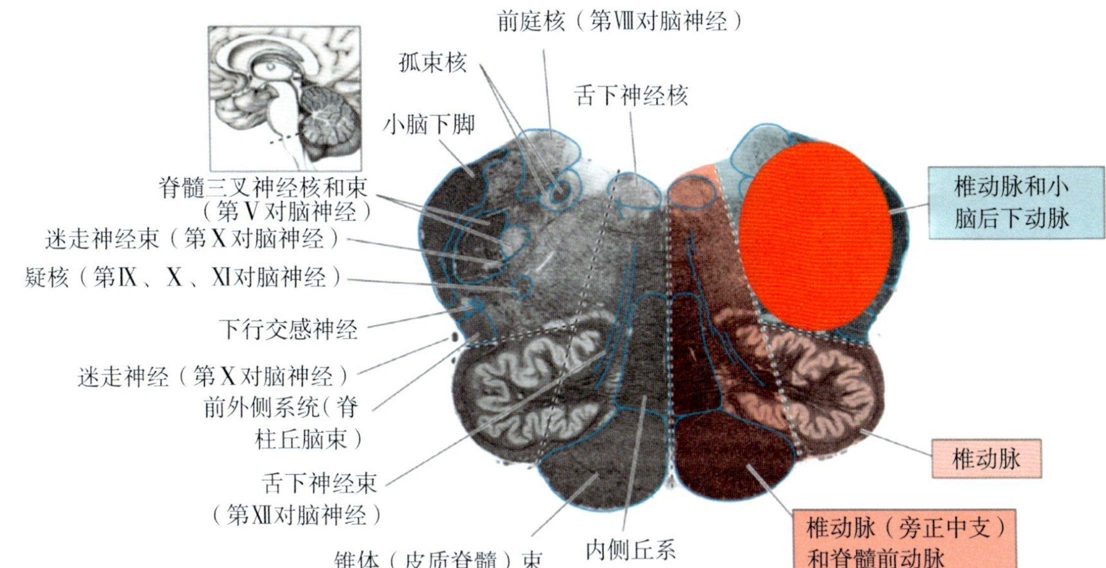

▲ 图 4-16　轴向切片穿过髓质及其相关的血管供应

红圈所示为导致延髓外侧综合征的病变［经许可转载，引自 Blumenfeld H. Neuroanatomy Through Clinical Cases. 2nd ed. Oxford University Press; 2010, Copyright (2010) Oxford University Press.］

- 同侧 Horner 综合征。下行的交感神经纤维在外侧髓质内流动。
- 嘶哑、吞咽困难。这是由于疑核的参与。在病变的一侧常有呕吐反射减少。
- 同侧的味觉下降。这是孤束核受累的结果。

重要的是，没有与这种综合征太大的相关性。只有当梗死灶向内侧延伸并累及锥体束导致对侧无力时，才会有弱相关。

（一）延髓内侧综合征

该综合征（图 4-17）是由于脊髓前动脉或椎动脉的旁正中分支闭塞所致。与该综合征相关的神经系统症状如下。

- 对侧手臂 / 腿无力（通常不累及面部；然而，涉及面部时，不太突出）。这是锥体束受累的结果。保留面部的无力可以模仿颈髓的定位。
- 由于内侧丘系受损，导致对侧位置觉和振动觉下降。
- 舌下核的同侧舌无力（第Ⅻ对脑神经）和离开的神经束（舌偏离病变一侧）。

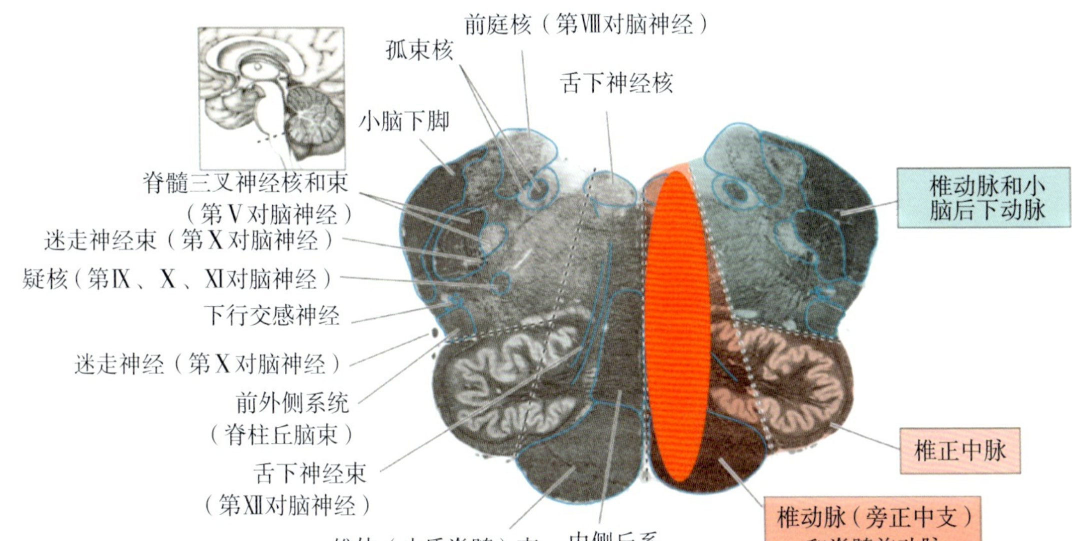

▲ 图 4-17 髓质的轴向切片及其相关的血管供应

红圈表示导致延髓内侧综合征的病变［经许可转载，引自 Blumenfeld H. Neuroanatomy Through Clinical Cases. 2nd ed. Oxford University Press; 2010, Copyright (2010) Oxford University Press.］

（二）脑桥下内侧综合征（Foville 综合征）

该脑桥综合征（图 4–18）是由基底动脉穿支（旁正中分支）闭塞引起的结果。

与该综合征相关的神经系统症状如下。

- 第Ⅵ对脑神经核受损导致同侧结合侧凝视麻痹。
- 同侧面部无力。这是面神经丘受累的结果。
- 皮质脊髓束受累的对侧半体无力。
- 由于内侧丘系受累导致的对侧振动觉 / 本体感觉丧失。

（三）脑桥下外侧综合征（Marie-Foix 综合征）

该综合征（图 4–19）是由小脑前下动脉（AICA）闭塞引起的。与此综合征相关的神经系统症状如下。

- 小脑中脚损伤导致的同侧共济失调。
- 因交感神经降支穿过该区域，其损伤导致的同侧 Horner 综合征。
- 第Ⅷ对脑神经核或前庭器官 / 耳蜗（由从 AICA 分支的迷路动脉供血）损伤导致的眩晕、听力改变。
- 因三叉神经脊束核经过这个区域，其损伤导致同侧面部痛温觉丧失。
- 脊髓丘脑束损伤导致的对侧痛温觉丧失。
- 第Ⅶ对脑神经束损伤导致同侧面瘫。

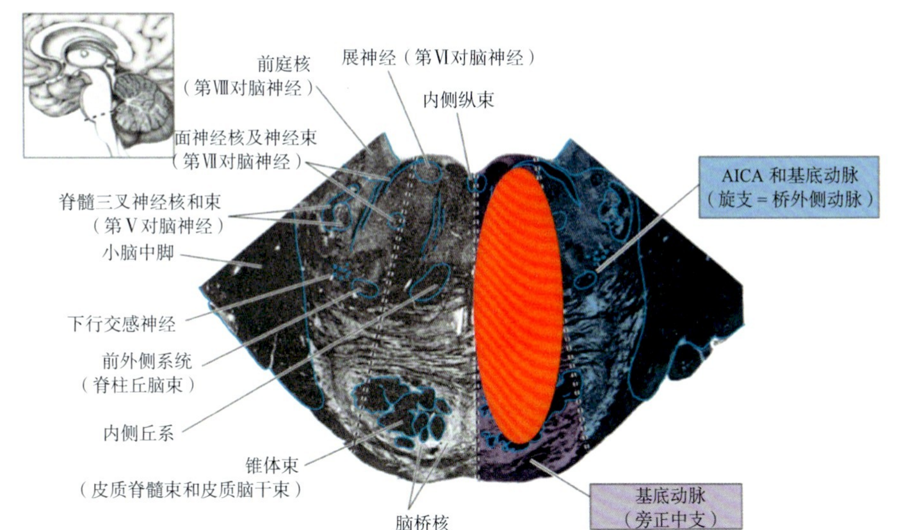

▲ 图 4-18　脑桥尾部轴向切片及其相关血管供应

红圈表示导致脑桥下内侧综合征（Foville 综合征）的病变［经许可转载，引自 Blumenfeld H. Neuroanatomy Through Clinical Cases. 2nd ed. Oxford University Press; 2010, Copyright (2010) Oxford University Press.］

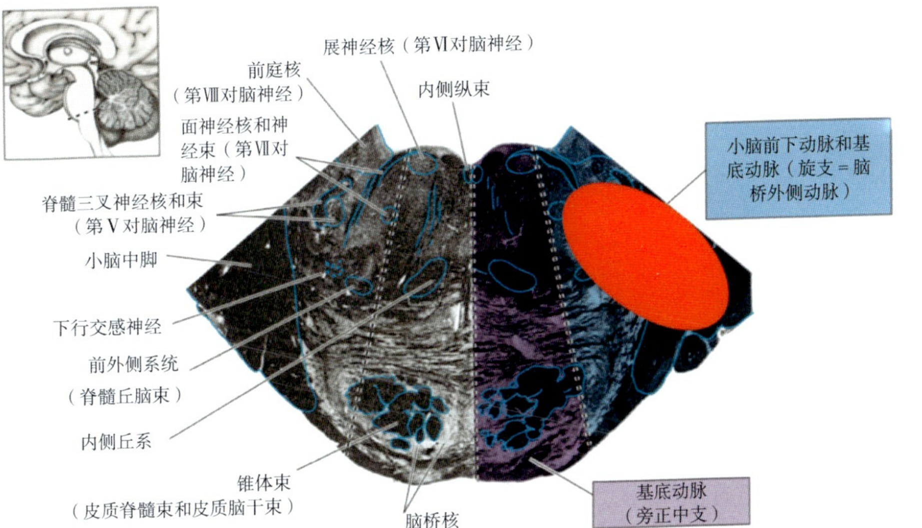

▲ 图 4-19 脑桥尾部及其供应血管的轴向切片

红圈显示的是导致脑桥下外侧综合征（Marie-Foix 综合征）的病变部位［经许可转载，引自 Blumenfeld H. Neuroanatomy Through Clinical Cases. 2nd ed. Oxford University Press; 2010, Copyright (2010) Oxford University Press.］

（四）脑桥中内侧综合征

与此综合征相关的神经系统症状如下（图 4–20）。

- 同侧共济失调（小脑交叉纤维所致）。
- 皮质脊髓束损伤导致的对侧半身无力。
- 如果病变足够大损伤内侧丘系，会导致对侧振动、本体感觉丧失。

（五）脑桥中外侧综合征

与此综合征相关的神经系统症状如下（图 4–21）。

- 小脑中脚损伤导致的同侧共济失调。
- 第Ⅴ对脑神经损伤导致同侧面部麻木。
- 第Ⅴ对脑神经损伤导致同侧运动咀嚼麻痹。
- 脊髓丘脑束损伤导致对侧痛温觉丧失。

（六）中脑脚（Weber 综合征）

与此综合征相关的神经系统症状如下（图 4–22）。

- 第Ⅲ对脑神经束损伤导致同侧第Ⅲ对脑神经麻痹。
- 大脑脚损伤导致对侧半身无力。

（七）中脑背内侧（Claude 综合征）

与此综合征相关的神经系统症状如下（图 4–23）。

- 第Ⅲ对脑神经束损伤导致同侧第Ⅲ对脑神经麻痹。
- 红核和小脑丘脑纤维损伤导致对侧（或同侧）震颤和共济失调。

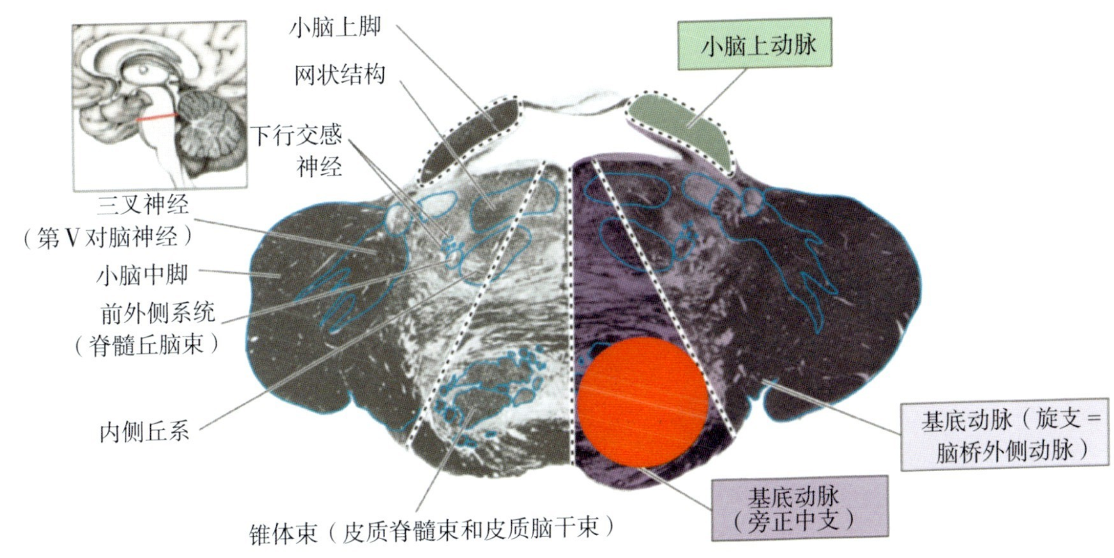

▲ 图 4-20 脑桥吻侧及其供应血管的轴向切片

红圈显示的是导致脑桥中内侧综合征的病变部位［经许可转载，引自 Blumenfeld H. Neuroanatomy Through Clinical Cases. 2nd ed. Oxford University Press; 2010, Copyright (2010) Oxford University Press.］

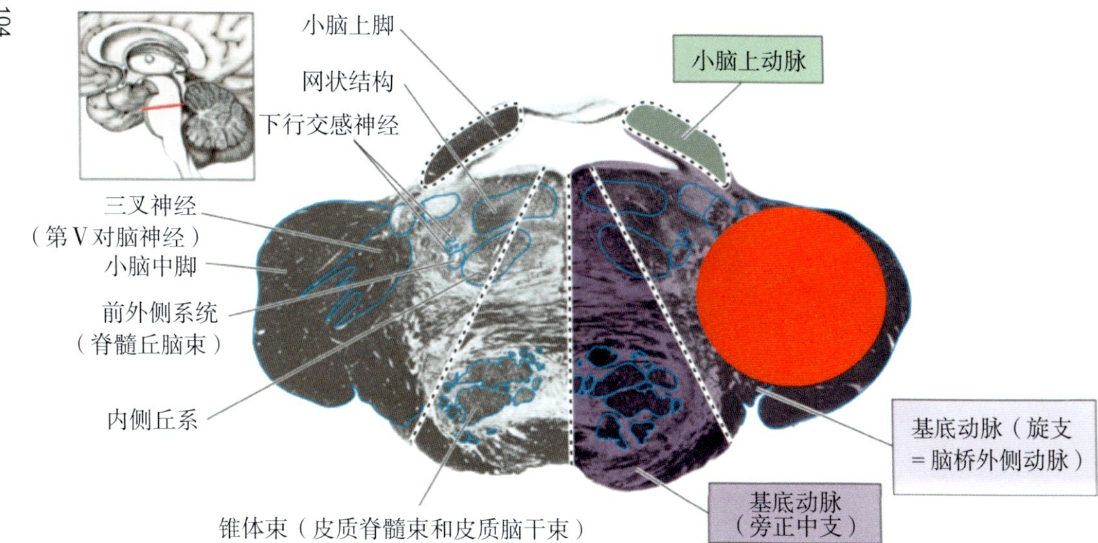

▲ 图 4-21 脑桥吻侧及其供应血管的轴向切片

红圈显示的是导致脑桥中外侧综合征的病变部位［经许可转载，引自 Blumenfeld H. Neuroanatomy Through Clinical Cases. 2nd ed. Oxford University Press; 2010, Copyright (2010) Oxford University Press.］

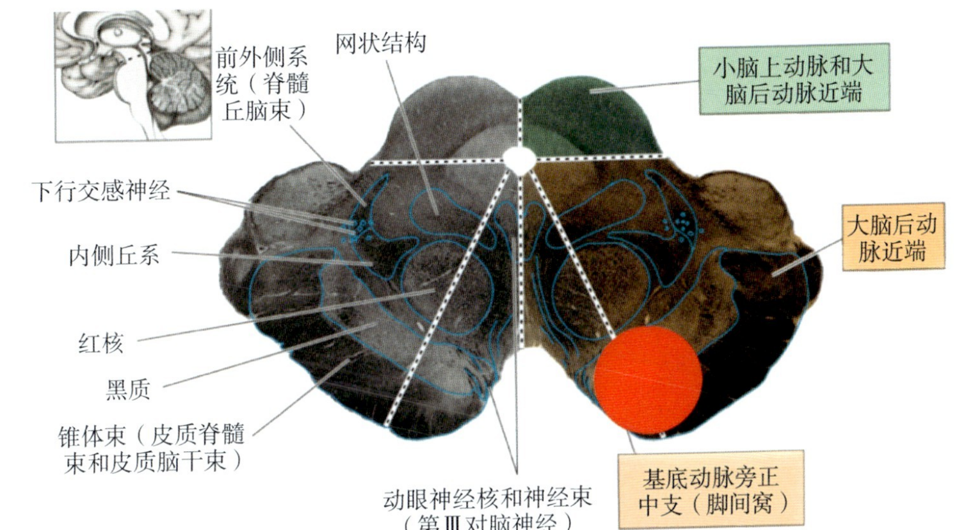

▲ 图 4-22　中脑及其供应血管的轴向切片

红圈显示导致 Weber 综合征的病变部位（累及大脑脚和第Ⅲ对脑神经束）[经许可转载，引自 Blumenfeld H. Neuroanatomy Through Clinical Cases. 2nd ed. Oxford University Press; 2010, Copyright (2010) Oxford University Press.]

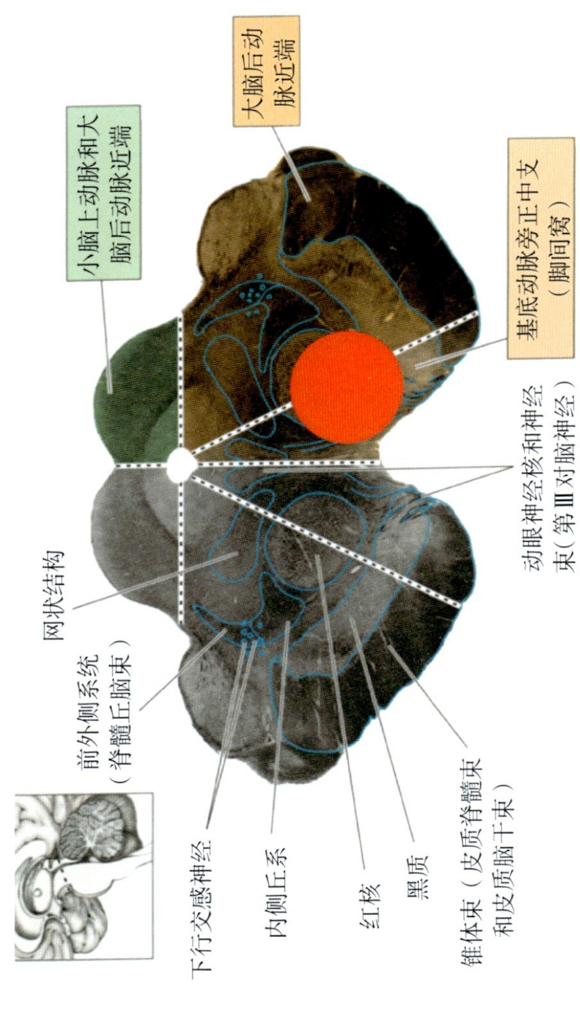

▲ 图 4-23 中脑横断切面及其血管分布（一）

红色区域损伤可导致 Claude 综合征（涉及红核与第Ⅲ对脑神经）[经许可转载，引自 Blumenfeld H. Neuroanatomy Through Clinical Cases. 2nd ed. Oxford University Press; 2010, Copyright (2010) Oxford University Press.]

（八）副中脑（Benedikt 综合征）

Weber 和 Claude 综合征的神经系统症状如下（图 4–24）。

- 脑神经束受累导致同侧动眼神经麻痹。
- 对侧半身无力、震颤及共济失调。
- 黑质受累导致对侧肢体僵直。

五、脊髓综合征

脊髓血供来自一条脊髓前动脉与两条脊髓后动脉。脊髓前动脉供应整个脊髓前 2/3 血供。因此，皮质脊髓束与脊髓丘脑束均由脊髓前动脉供血。脊髓后动脉向脊髓背侧供血。脊髓前动脉与椎动脉间有分支吻合，胸腹动脉通过这些小的吻合支可向脊髓前动脉额外供血（图 4–25），当中最大的分支称作 Adamkiewicz 支（位于 T_9～T_{12} 节段）。脊髓分水岭区域位于中胸部，受累时有两个主要脊髓综合征：前脊髓综合征和后脊髓综合征。

（一）脊髓前综合征

与此综合征相关的神经症状如下。

- 低于缺血 / 梗死平面的同侧肢体无力。
- 对侧缺血 / 梗死同层面痛温觉消失。
- 急性脊髓休克导致下肢弛缓性瘫痪与反射减弱，数天后会被上运动神经元瘫痪所致的痉挛与反射亢进所替代。

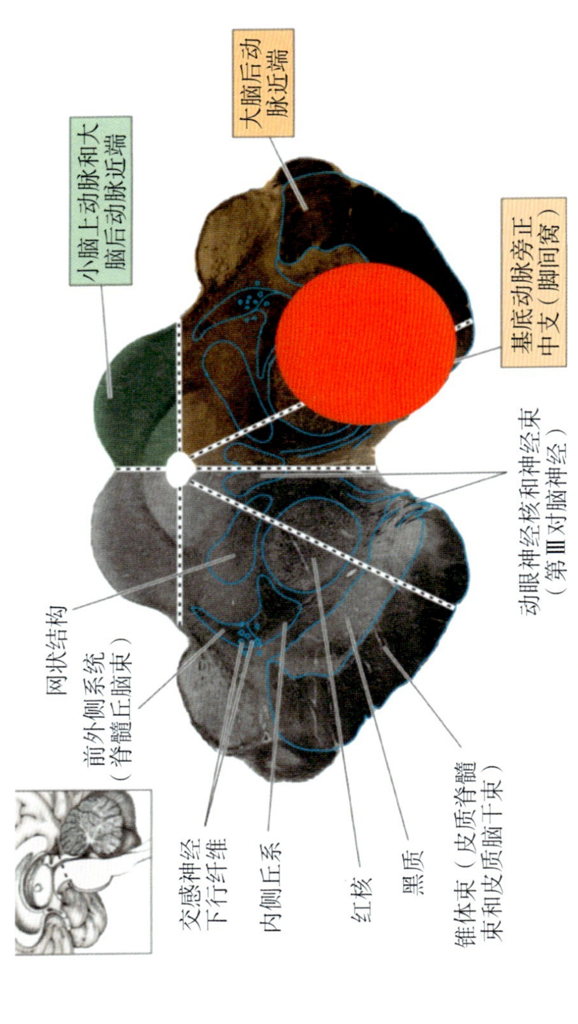

▲ **图 4-24　中脑横断切面及其血管分布（二）**

红色区域损伤可导致 Benedikt 综合征（涉及大脑脚、红核与第Ⅲ对脑神经）[经许可转载，引自 Blumenfeld H. Neuroanatomy Through Clinical Cases. 2nd ed. Oxford University Press; 2010, Copyright (2010) Oxford University Press.]

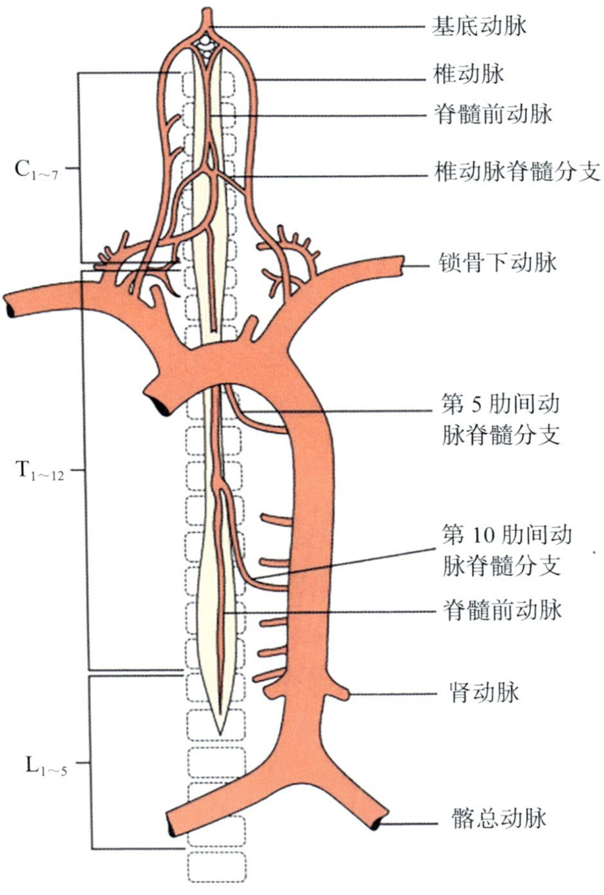

▲ 图 4-25 脊髓动脉

经许可转载，引自 Grotta J, et al. Stroke: Pathophysiology, Diagnosis, and Management. 6th ed. Canada: Elsevier, 2015, Copyright (2015) Elsevier Canada.

- 可能伴有自主神经症状，如低血压、性功能障碍及大小便障碍。

  注意：脊髓背侧（后柱）功能保留。

（二）脊髓后动脉综合征

与此综合征相关的神经症状如下。

- 低于缺血 / 梗死平面的同侧半身感觉障碍（本体感觉、震动觉及触觉）。
- 可能伴有自主神经功能障碍，如低血压、性功能障碍及大小便障碍。

六、丘脑综合征

丘脑动脉多来自大脑后动脉与后交通动脉穿支，或脉络膜前动脉。这些穿支供应丘脑不同功能区域，涉及感觉运动，认知障碍，视觉，语言，意识水平及睡眠 - 觉醒等，受累后出现相应临床表现。丘脑卒中可单独发生（通常是细小血管病变），也可与其他后循环脑卒中（或脉络膜前动脉的前循环）同时发生。丘脑卒中也可因深静脉系统栓塞引起。

不同穿支闭塞所致丘脑综合征的各自特征在文献中均有相关报道，我们将这些特征归纳于本书中，这些症状是单独出现或同时出现取决于丘脑受累的部位（内侧、外侧、前侧或后侧）。

丘脑综合征将出现以下神经症状。

- 半身感觉障碍（面部 / 上肢 / 下肢）。
- 中枢性疼痛（Dejerine Roussy 综合征）。
- 偏身共济失调。
- 顺行性遗忘（丘脑前部受累），情感淡漠，神经精神障碍。
- 视野受损：同向性偏盲，象限盲，视觉丧失（楔形视觉缺损）。
- 失语（优势半球）。
- 意识水平下降（尤其双侧丘脑受累），行为改变。
- 运动障碍（肌阵挛、手足徐动症、动作性震颤）。

总结

本章，我们回顾了许多常见与罕见的脑卒中综合征，方便大家在临床工作过程中快速查阅，而熟悉脑与脊髓的解剖更利于大家将平时所学知识用于临床。

对病变的定位诊断有助于病因判断，指导影像学及其他相关检查，从而指导最终的治疗。

参考文献

[1] Blumenfeld H. *Neuroanatomy Through Clinical Cases*. 2nd ed. Oxford University Press; 2010.

[2] Caplan L. *Caplan's Stroke. A Clinical Approach*. 4th ed. Boston: Elsevier Canada; 2009.

[3] Felten D, Maida M, Netter F, O'Banion M. *Netter's Atlas of Neuroscience*. 3rd ed. Canada: Elsevier; 2015.

[4] Grotta J, et al. Stroke: *Pathophysiology, Diagnosis, and Management*. 6th ed. Canada: Elsevier; 2015.

[5] Mandell J. *Core Radiology*. Cambridge University Press; 2013.

[6] Mattle HP, et al. Basilar artery occlusion. *Lancet Neurol.* 2011;10(11):1002–1014.

[7] Gates P. The rule of 4 of the brainstem: a simplified method for understanding brainstem anatomy and brainstem vascular syndromes for the non-neurologist. *Intern Med J*. 2005;35:263–266.

第5章　脑卒中影像学：头颅CT平扫

Stroke Imaging: Noncontrast Head CT

钱　煜　杨　乔　江录伟　汪　威　译

本章将为您提供一个有组织的方法来排序和解释急性脑卒中成像研究。为了最好地评估出现急性脑卒中症状的患者，理想情况下，我们需要大脑的影像（神经成像）和血管的影像（血管成像）。

急性脑卒中成像的目标有以下3个方面。

- 诊断：帮助建立对脑卒中类型和血管病变的快速准确诊断，并排除假性脑卒中。
- 预后：帮助预测残疾、病情恶化/并发症/死亡率和脑卒中复发风险等方面的结果。
- 治疗决策：确定适合进行溶栓、血管内治疗、抗凝或抗血小板治疗的患者。除了选择急性治疗的患者外，影像学还可以作为分类工具，帮助识别可以出院的低风险患者和可能需要入住重症监护室（intensive care unit，ICU）的高危患者。

在本章中，我们将特别回顾一种解释脑卒中成像的方法，重点是头颅计算机断层扫描（computer tomography，CT）：如何识别出血、高密度血管征象和急性缺血/梗死征象，包括 ASPECTS 评分系统。

多模态 CT 急性脑卒中成像

- 头颅 CT 平扫。
- 从主动脉弓到顶点的多相增强 CT 血管造影（CT angiogram，CTA）。
- 增强 CT 脑灌注研究（CT brain perfusion，CTP）。

多年来，脑卒中成像一直局限于头颅 CT 和颈动脉多普勒超声。目前，在许多机构中先进的 CT 脑卒中成像方案（CTA 和 CTP）或磁共振 magnetic resonance，MR）成像方案［包括磁共振成像（magnetic resonance imaging，MRI）、磁共振血管成像（magnetic resonance angiography，MRA）和 MR 灌注］的出现已经彻底改变了该领域，它们可以提高脑卒中诊断并对选择急诊行再通治疗的患者有极大帮助。目前的实践指南建议最好以头颅 CT 和 CTA 的形式进行急诊神经血管成像。CTA 可以在几分钟内完成，是全面评估颅外和颅内循环的最有效和最敏感的诊断性研究。相比之下，颈动脉超声并不能评估颅内血管、颅外后循环或主动脉弓，并且可能会遗漏许多重要的病因，包括头颈动脉夹层。如果担心脑静脉窦血栓形成，可以要求进行 CT 静脉造影。

如果一个患者患有急性或慢性肾病怎么办?

一般来说，碘对比剂在肌酐清除率<30ml/min 的患者中是相对禁忌的。然而，最近的许多研究提供了可靠的数据，表明对比剂诱导肾病的风险相当低。根据 McDonald 等的一项大型研究（n=21 346），对比剂后透析新病例的发生率<1%，而且对比剂给药与急性肾损伤、透析或死亡风险的增加无关（即使在既往有肾脏疾病、糖尿病和其他共存病的患者中）。因此，在紧急情况下，当面对一个正处于致残性急性脑卒中并可能有资格接受 t-PA 或血管内治疗的患者时，大多数脑卒中专家会同意大脑优先（“神经元优于肾单位”）。换句话说，如果 CTA ± CTP 增强研究的结果对患者有额外帮助或能改变治疗方案，那么有理由继续进行增强研究，当然最好先与患者（如果可能的话）和家属进行讨论。扫描后可以给予静脉输液，以帮助消除对比剂。此外，如果患者已经在进行间歇性透析，也可以对碘对比剂进行透析。如有必要可咨询肾脏内科。鉴于时间窗在急性脑卒中治疗中的重要性，不建议在等待实验室的肌酐结果时

拖延成像检查和治疗。

如果患者已知对碘对比剂过敏怎么办?

对于荨麻疹等反应，常见的治疗方案是在增强 CT 前、期间或之后静脉注射 200mg 氢化可的松和 50mg 苯海拉明，以减轻潜在的反应。对于既往有危及生命的反应病史（过敏反应）的患者，最好避免使用碘对比剂，而是可以通过 MR 血管造影或超声（颈动脉多普勒和经颅多普勒）获得血管成像。

在我们进一步讨论规范脑卒中成像之前，相关的神经解剖学和血管解剖学知识也很重要。下面我们要展示正常头颅 CT 平扫不同切面上的解剖结构（图 5–1 和图 5–2）。在平扫头颅 CT 中，脑脊液呈现黑色；骨骼（和其他钙化）呈现白色。

CT 或 MRI 上病变的标准命名方法如下。

- 在 CT 中病变称为低 / 高密度。
- 在 MRI 中它被称为低信号 / 高信号。

一、急诊头颅 CT 平扫的诊断探讨

头颅 CT 平扫是病史和神经学检查的延伸。你获得的病史和 NIHSS 检查将指导你的注意力集中在哪里，以发现头颅 CT 平扫上的异常。

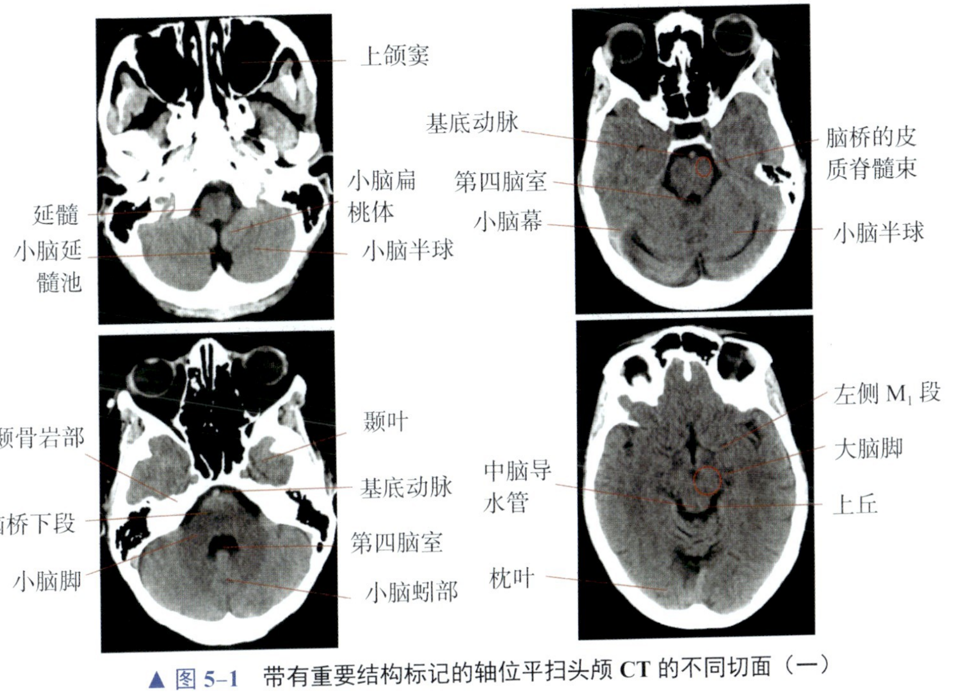

▲ 图 5-1 带有重要结构标记的轴位平扫头颅 **CT** 的不同切面（一）

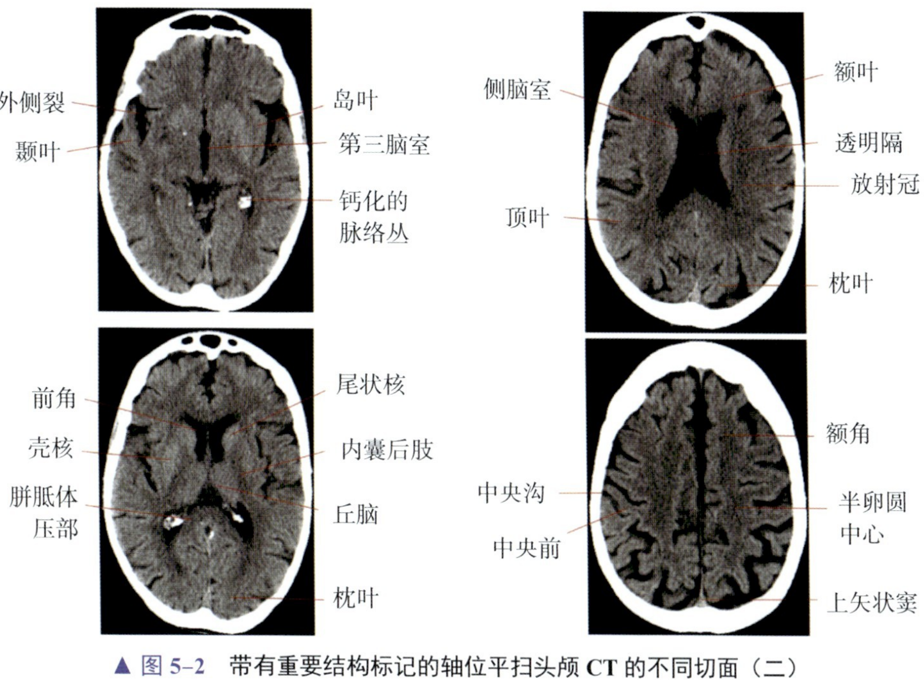

▲ 图 5-2 带有重要结构标记的轴位平扫头颅 CT 的不同切面（二）

在急性脑卒中时，CT 平扫可显示正常（图 5–3）。早期的急性缺血性改变在 CT 上通常是微妙的，很难被发现，而且一些梗死太小而无法在 CT 上看到。

在急性脑卒中患者中，头颅 CT 平扫检查的解读需要学习，每次都应该系统地进行。下面是一个四步法，然而，它不能取代放射科医生的解释。

解读头颅 CT 平扫进行急性脑卒中评估的四步法

- 首先检查是否有出血（脑内、蛛网膜下腔或硬膜下）
  - 急性期出血高密度（亮）
  - 亚急性期出血等密度（与脑实质密度相似）
  - 慢性期血液低密度（比大脑颜色深）
- 在大动脉［即大脑中动脉（middle cerebral artery，MCA）体征，ACA，PCA，基底动脉］或静脉（硬脑膜静脉血栓或深静脉血栓）中寻找任何提示急性血栓形成的高密度血管体征
- 识别任何早期急性缺血改变的存在 / 不存在和程度，可根据 ASPECTS 量表进行评分
- 排除其他结构性脑病理改变

首先检查可能代表急性或近期出血的异常高密度区域（即 CT 上的亮白色）。请注意，钙和蛋白质在 CT 上也会表现为高密度（老年人的基底神经节通常表现为双侧钙化），尽管它看起来与头骨一样白，不应与出血混淆，出血不是那么亮白。也要寻找亚急性出血。蛛网膜下腔出

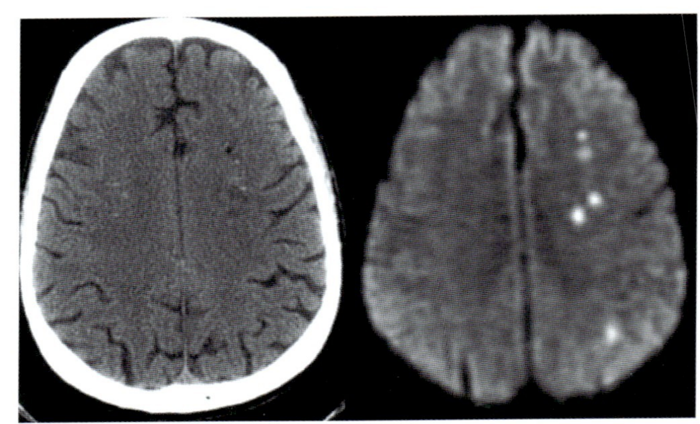

▲ 图 5-3 同一患者于发病后 4h 行头颅 CT 平扫和 MRI（弥散成像序列）。磁共振弥散成像序列显示左侧大脑半球点状的高信号，与急性缺血性病变一致，在头颅 CT 平扫上难以辨认

血或薄层的硬膜下血肿可能面积较小，很容易被漏诊。

如果 CT 显示急性出血，则患者不符合静脉注射 t-PA（绝对禁忌证）的条件。我们通过 CTA 寻找潜在的结构损害（如动脉瘤、动静脉畸形、硬脑膜动静脉瘘或肿瘤），并探讨斑点征出现的意义（将在 CTA 中讨论此征象）。

急性脑内（实质内）出血［intracerebral（intraparenchymal）hemorrhage，ICH］的重要影像学特点如下。

- 位置（幕下、深皮质下、叶状）。
- 体积（单位：cm^3）（我们将介绍如何计算血肿体积的示例）。

- 占位效应。
- 破入脑室。
- 脑积水。
- 影像学结果提示继发病因。

下面，我们将回顾一些临床病例及附带的头颅 CT 平扫图像。

78 岁女性慢性高血压患者，发病 2h 后出现突发意识障碍和右侧偏瘫（面部 / 手臂 / 腿）。急诊行头颅 CT 平扫，如图 5–4 所示。

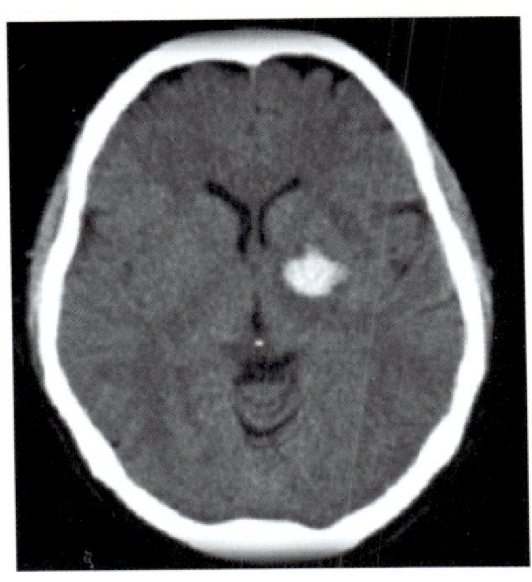

▲ 图 5–4　**CT** 显示左侧苍白球、内囊和部分丘脑区域有少量急性深部脑出血，周围有少量血管源性水肿，未见中线移位

32 岁女性患者，很久之前有深静脉血栓形成病史，现表现为头痛、很难阅读到报纸的左侧。急诊头颅 CT 平扫已查，如图 5–5 所示。

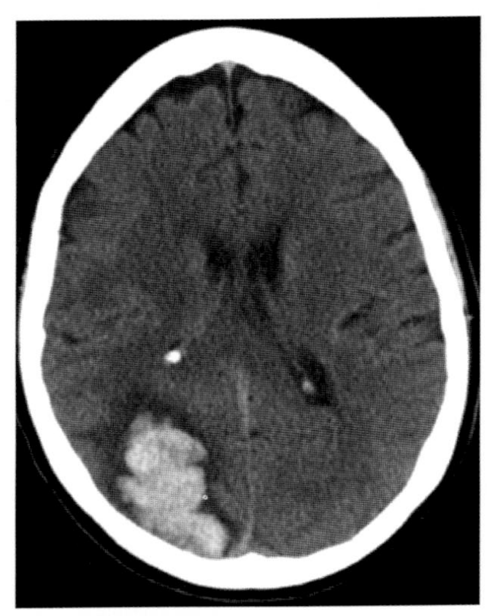

▲ 图 5–5 CT 显示位于右后颞枕区的急性脑叶出血，伴有肿块效应和周围的血管源性水肿

在进一步行 CT 静脉造影成像后，发现她有上矢状窦和右横窦的血栓形成，并导致脑实质内出血。

如何计算血肿大小

你可以使用（A×B×C）/2 这一公式来估计血肿的体积，这一公式很重要，因为它是发病率和死亡率的预测因子。

在公式中，A 代表轴位上的最大血肿直径（单位：cm），B 是垂直于 A 的血肿直径（单位：cm），C 是血肿可见的 CT 层数乘以层厚度（通常为 0.5cm）。如果测量单位为厘米（cm），则体积将以立方厘米（cm^3）或毫升（ml）来计算。

让我们看一个示例，如图 5-6 所示。

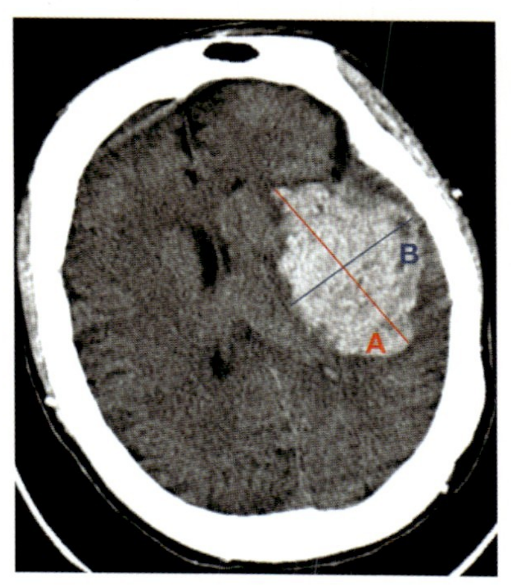

▲ 图 5-6　计算血肿大小

这例头颅 CT 平扫的图像提示左侧豆状核大片急性脑内血肿，延伸至邻近额叶和颞叶，并伴有中线右移。将公式应用于本例中，A 测得为 6.9cm，B 测得为 5.1cm。8 层可见血肿，层厚为 0.5cm（C=4）。因此，血肿体积为（$6.9 \times 5.1 \times 4$）/ 2=70cm^3。

根据当地的实践，脑出血可由脑卒中专家进行治疗。当出现脑出血破入脑室、占位效应引起的中线移位、小脑出血或脑积水时，常请神经外科会诊。蛛网膜下腔，硬脑膜下或硬脑膜外出血主要由神经外科进行手术治疗。

ICH 的病因超出了本书的重点，但是，我们将讨论简要的疾病起因，因为它将有助于解释神经影像学。ICH 通常分为原发性和继发性，其中高血压和脑淀粉样血管病是原发性 ICH 的病因。高血压是小血管疾病的危险因素。微小血管破裂（即位于基底神经节、丘脑、脑桥或小脑）的深部出血通常与小血管疾病（以慢性高血压为主要病因）有关。经常看到小血管疾病的其他影像学征象，包括慢性白质微血管病变和微出血（在 MRI 的 GRE 序列上可见）。

脑叶出血是指位于额叶、颞叶、顶叶或枕叶内靠近大脑表面（浅表）的出血。这种出血通常与老年患者的脑淀粉样血管病有关。对于年轻患者，应寻找潜在病变或继发性原因。

ICH 预后量表已被开发用于预测临床结果。其中一个量表——Hemphill 等的 ICH 评分如下所示。总分是所有 5 个项目的总和，满分为 6 分，总分越高，30 天病死率越高（第 3 列和第 4 列）。

ICH 评分			
项　目	**分　值**	**总　分**	**30 天病死率 (%)**
GCS 评分		0	0～10
3～4	2		
5～12	1		
13～15	0		
年龄（岁）		1	7～13
≥80	1		
<80	0		
血肿量（ml）		2	30～44
≥30	1		
<30	0		
血肿是否破入脑室		3	56～78
是	1		
否	0		
血肿是否源自幕下		4	70～100

（续表）

ICH 评分			
项　目	**分　值**	**总　分**	**30 天病死率 (%)**
是	1		
否	0		
总分	6	5～6	100

经许可转载，引自 Hemphill JC, Bonovich DC, Besmertis L, Manley GT, Johnston SC. The ICH score: a simple, reliable grading scale for intracerebral hemorrhage. Stroke 2001;32(4):891–897.

需要注意的是，原发性缺血性脑卒中可能会经历继发性出血性转化（图 5–7），因此 CT 提示出血并不能直接排除原发的梗死。CT 血管造影显示血管周围低密度或血管闭塞有助于诊断脑梗死的出血性转化。

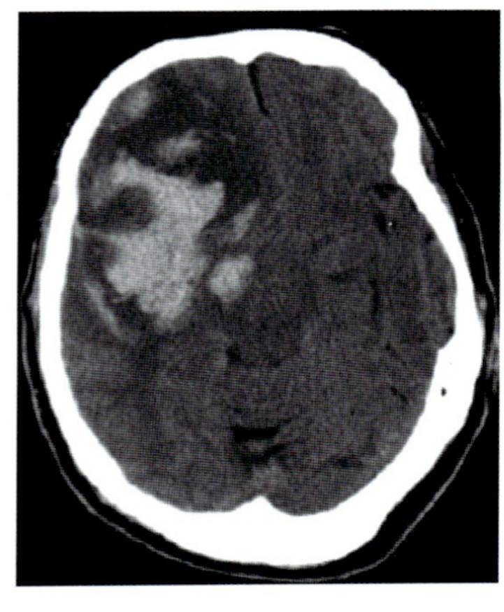

◀ 图 5–7　右大脑中动脉闭塞脑梗死伴继发性出血转化及中线移位

二、血管高密度征

血管高密度征是颅内动脉急性血栓的直观表现。大脑中动脉近端（M_1）或 M_2、M_3 分支远端可见高密度血管，即“侧裂点征”，即大脑中动脉分支远端闭塞。识别 M_1 或近端 M_2 闭塞很重要，因为它是紧急血管内治疗的潜在靶点。血栓的位置和长度具有预后价值，并与再通的可能性和治疗结果相关。

在许多（并非所有）大血管闭塞中，在 CT 血管造影之前，在头颅 CT 平扫上可以看到高密度的血管征象，这是血凝块聚集的结果，因为在 CT 上可以看到更致密的血凝块，这些血凝块富含红细胞，而富含纤维蛋白的凝块在头颅 CT 平扫上密度较低，不太常见。

若想识别高密度血管时，将其与对侧（正常）血管进行比较是有帮助的。如果患者最近通过静脉注射过对比剂（即最近进行了 CT 血管造影或心导管插管后），那么血管看起来都会是高密度的。

我们将回顾在头颅 CT 平扫上看到的几个高密度 MCA 征象（红箭所示）的例子（图 5-8）。

除了 MCA 高密度血管征象外，基底动脉中也可以直接看到血栓，即高密度基底动脉征。由于后颅窝 CT 的局限性（有限的空间分辨率和周围骨质结构的条纹伪影），高密度基底动脉征可能与这些相关因素混淆从而难以辨认。仔细检查基底动脉应该是阅读头颅 CT 平扫

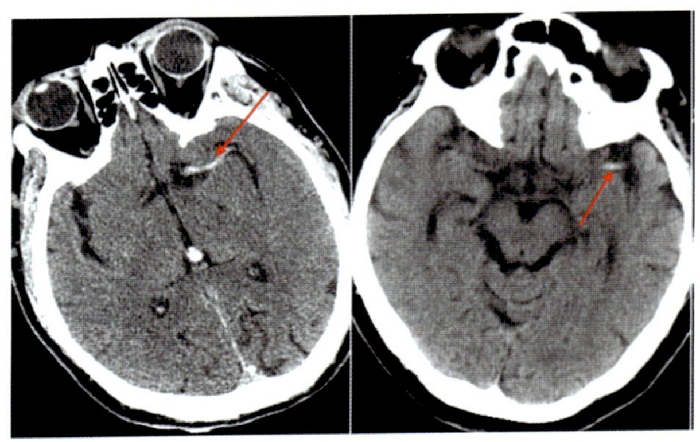

左侧 M_1 近端高密度　　左侧 M_1 远端高密度

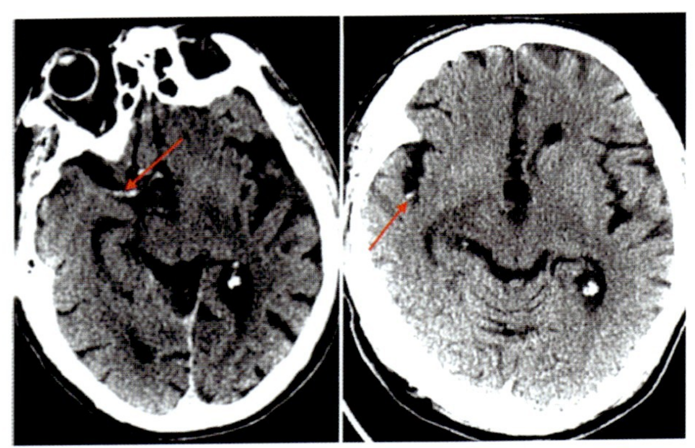

右侧 M_1 近端高密度　　右侧裂 M_2 高密度（侧裂点征）

▲ **图 5-8**　头颅 **CT** 平扫上高密度大脑中动脉（**MCA**）征象的例子

的一部分，尤其是当患者出现后循环缺血症状时。我们回顾了 2 例在头颅 CT 平扫上看到的高密度基底动脉（图 5-9）。再次强调，对于任何潜在的血管闭塞，一定要通过 CTA 进行明确诊断。

三、头颅 CT 上的急性缺血性改变（ASPECTS 评分）

缺血的早期迹象可以通过寻找灰白质分界模糊和（或）脑回的消失来识别。随着时间的推移，你将学会训练你的眼睛来检测早期的细微变化。一个有用的提示是观察“正常”一侧以识别两侧的不对称性。还要注意低密度的区域，后者发生较晚，与组织梗死相关。

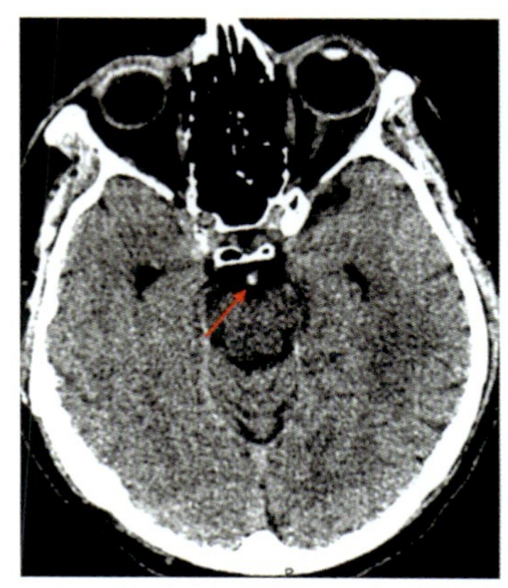
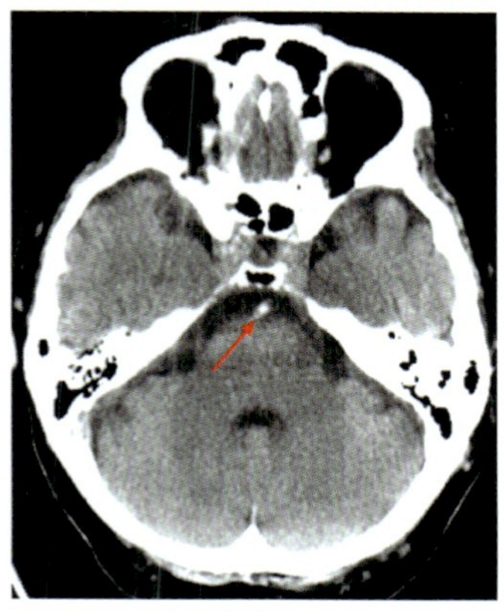

▲ 图 5-9　用红箭标示出高密度的基底动脉的头颅 CT 平扫

ASPECTS 评分系统是由卡尔加里脑卒中项目开发的一个有效的标准化评分系统，用于量化早期缺血性改变的程度，可以帮助选择 t-PA 和血管内治疗的潜在候选方案（在介绍治疗的一章中将更多地介绍其在溶栓 / 血管内治疗中的应用）。它只能用于影响颈内动脉或大脑中动脉的脑卒中，不适用于大脑前动脉或后循环。

为了最大限度地检测灰白质分界模糊，你可以调整你的 CT“窗口设置”。我们建议 CT 窗口宽度为 40，窗口水平为 40。

ASPECTS 评分系统

在下面定义的每个区域中，如果有任何早期缺血变化的证据，则从 10 分中减去 1 分。需要注意的是，只对急性缺血的区域进行评分。有 6 个点被分配给不同的 MCA 段（这些点与远端 MCA 分支不对应），4 个点位于深部结构。总分如为 10 分则提示 CT 正常，没有急性缺血性改变的证据。

我们将审查图 5-10 所示的标准化评分系统。

让我们回顾灰白质分界模糊的例子（红圈区域）（图 5-11）。

如上文所述，ASPECTS 评分主要针对 ICA 及

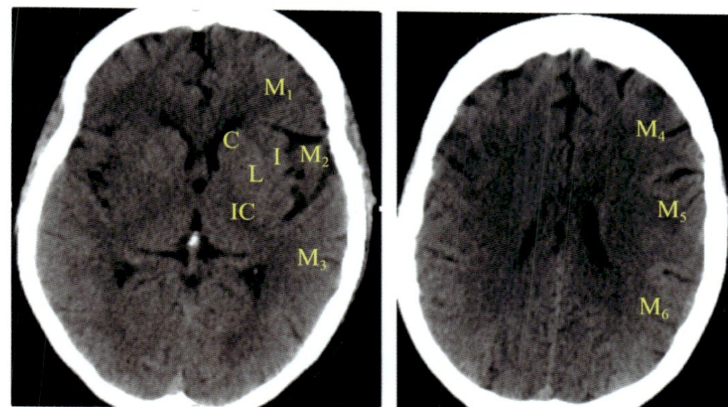

▲ **图 5-10　ASPECTS 评分系统的 10 个定义区域在头颅 CT 平扫上的标记；由笔者创建**

C. 尾状核；IC. 内囊后部（注：仅对膝支和后肢进行评分）；I. 岛叶皮质；L. 豆状核；M_1. MCA 前部皮质；M_2. 岛叶外侧的 MCA 皮质；M_3. MCA 后部皮质；M_4. 侧脑室水平的 MCA 前区；M_5. 侧脑室水平的 MCA 外区；M_6. 侧脑室水平的 MCA 后区

MCA 脑卒中。对于后循环评分系统目前还没有一个普遍接受的方案，但是可以使用 ASPECTS 评估后循环（pc-ASPECTS），但是对于该量表的介绍并不在本书范围之内。

图 5-12 为基底动脉血栓致后循环缺血改变的例子。

图 5-13 为脑实质急性缺血早期到亚急性期在头颅 CT 平扫中的演变。左侧为脑卒中编码成像，在这两张不同层面的头颅 CT 平扫轴位片中，我们可以看见左侧尾状核、豆状核、脑岛部位的灰白质分化消失

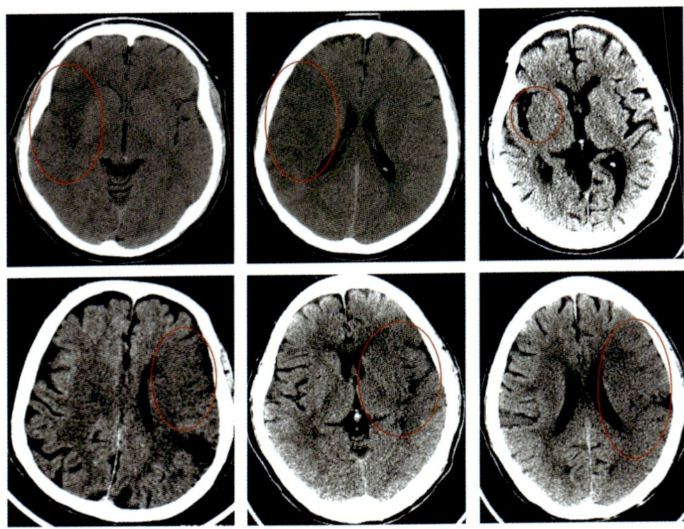

▲ 图 5-11　红色圆圈突出显示灰白质分界模糊的区域

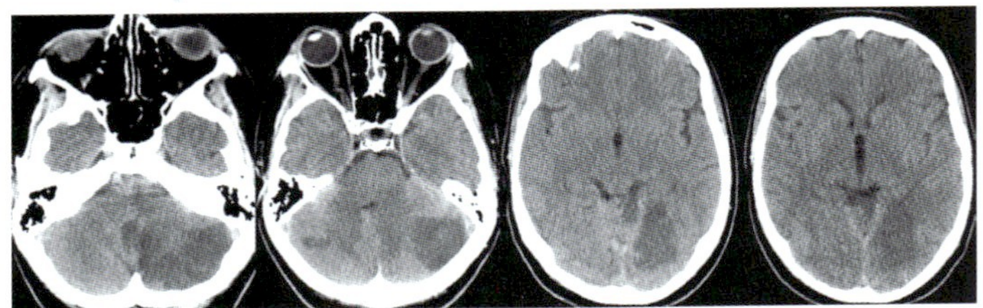

▲ 图 5-12　头颅 **CT** 平扫显示双侧小脑低密度（左＞右），伴有占位效应且第四脑室部分消失，左侧小脑扁桃体疝，同时左侧颞枕叶出现低密度影。在患者行脑血管造影时（此处未显示），我们找到了原因：左椎动脉局灶性闭塞，基底动脉充盈缺损，随后急诊行血管内治疗

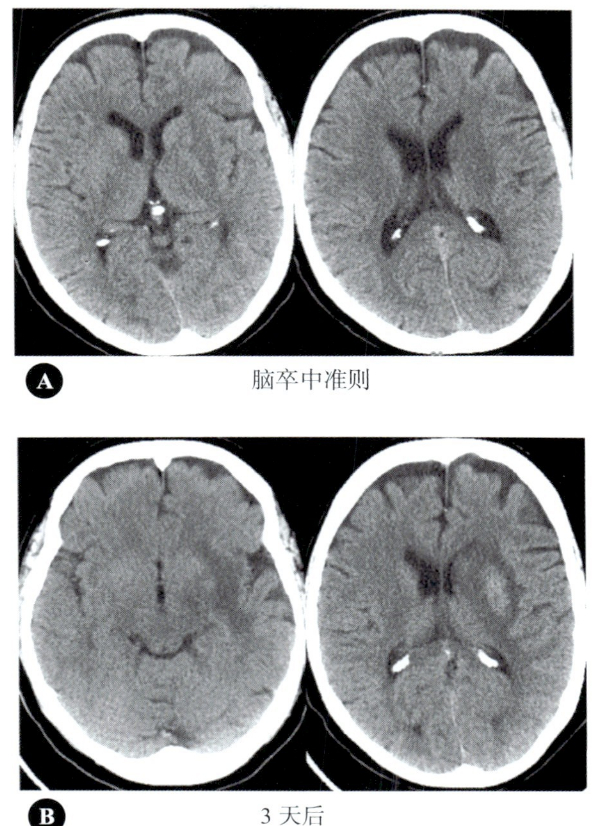

▲ 图 5-13　在脑卒中准则中对于左侧 **MCA** 供血区域的评估（**A**）；**3** 天后血管内治疗评估时（**B**），缺血性脑卒中向出血性脑卒中转变（脑卒中部位有高密度影）

（ASPECTS 评分为 7 分）。右边为 3 天后的头颅 CT 平扫，我们可以看到左侧 MCA 区域出现了急性高密度影，表明脑卒中在向出血性转化。

四、辨别其他结构性病变

如第 2 章假性脑卒中部分所述，CT 可以识别出许多假性脑卒中，如肿瘤（原发性或转移性）、细胞毒性水肿、脱髓鞘病变或颅内感染（如脑脓肿和单纯疱疹病毒性脑炎）等颅内病变。肿瘤和感染性病变会破坏血脑屏障，在使用对比剂时可能会外溢出现假阳性结果。

我们将回顾一些在急性脑卒中成像中出现的其他病变。

在图 5-14 中，我们看到右侧大脑半球多处轴外病变（CT 平扫和增强）与脑膜瘤一致，且伴有明显的右脑实质水肿。

图 5-15 为“其他颅内病变”的例子，都表现为假性脑卒中且突然出现神经系统症状。

1 例 62 岁女性因左侧无力、麻木和左侧视力消失，脑卒中准则被激活。

图 5-16 为头颅 CT 显示右侧额顶肿块，周围水肿。恶化的水肿可能是她急性神经症状的罪魁祸首。

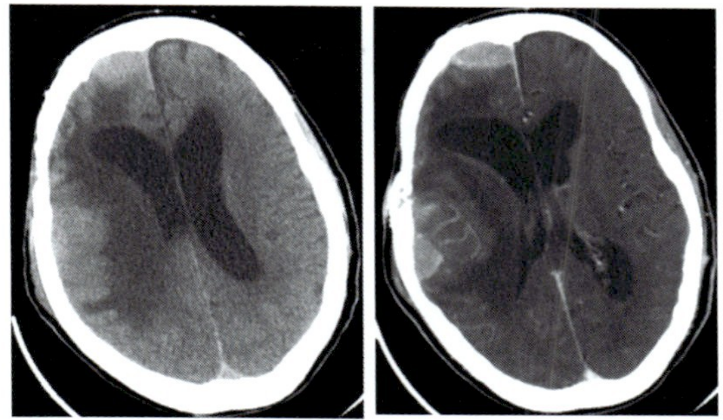

▲ 图 5-14 头颅 CT 平扫（左）和增强 CT（右）显示右侧大脑半球多发脑膜瘤并伴有细胞毒性水肿

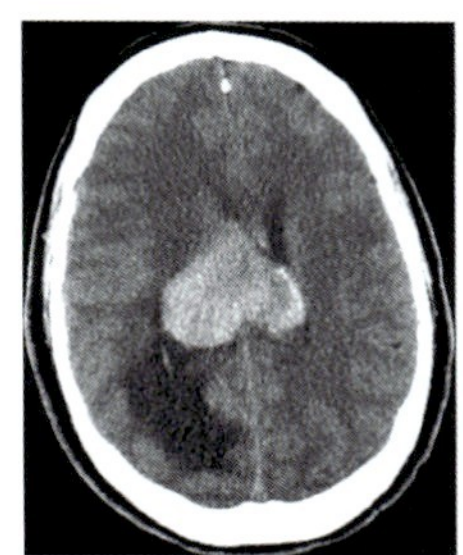

出血性多形性胶质母细胞瘤

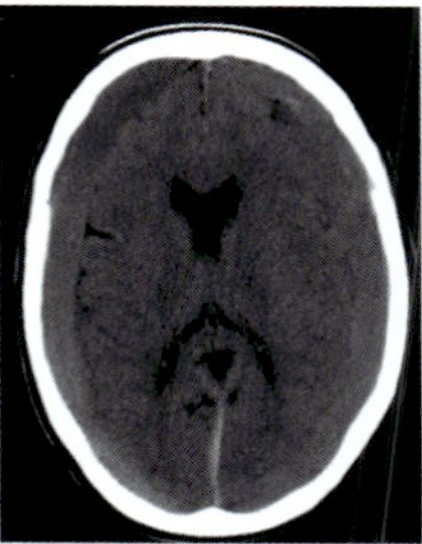

双侧硬膜下血肿

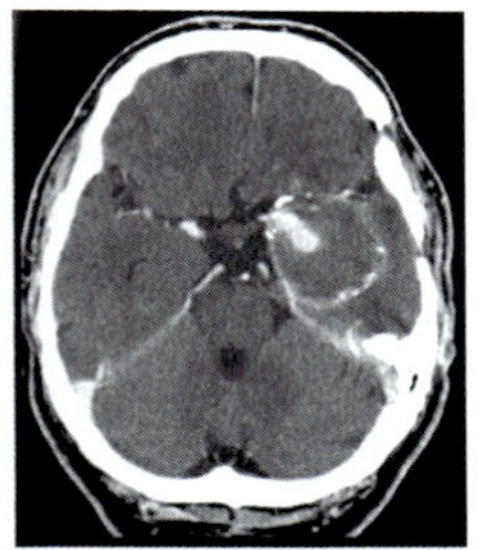

巨大动脉瘤

▲ 图 5-15 头颅 CT 平扫所展示的“其他”颅内病变均表现为假性脑卒中。从左到右依次为：多形性出血性胶质母细胞瘤、双侧亚急性硬膜下血肿、左侧巨大颈内动脉瘤

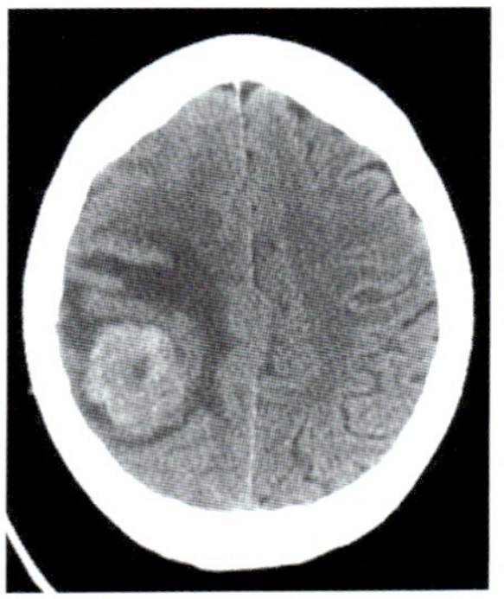

◀ 图 5-16 头颅 CT 平扫显示右侧额顶占位伴周围水肿

总结

头颅 CT 平扫用于识别高密度区域，其意味着急性出血；识别高密度血管在前或后循环；可由 ASPECTS 评分指导确定急性缺血/梗死的程度，识别亚急性和慢性梗死和白质疾病，并排除其他结构性病变。如果你发现很难在训练早期评估头颅 CT 平扫上灰白色区分的细微丧失，不要灰心，因为随着实践和经验的积累，它会变得更容易。

需要记住的两点是：①使用溶栓药物前，需要头颅 CT 平扫排除出血并评估合格；②脑成像是确定急性脑卒中是缺血性还是出血性的唯一方法。在第 6 章中，我们将回顾脑卒中准则的下一种成像方式——CT 血管造影。

参考文献

[1] McDonald RJ, McDonald JS, Carter RE, et al. Intravenous contrast material exposure is not an independent risk factor for dialysis or mortality. *Radiology*. 2014;273:714–725.

[2] Hemphill JC, Bonovich DC, Besmertis L, Manley GT, Johnston SC. The ICH score: a simple, reliable grading scale for intracerebral hemorrhage. *Stroke*. 2001;32(4):891–897.

[3] ASPECT Score in Acute Stroke. University of Calgary http:// aspectsinstroke.com/.

[4] Brinjikji W, Krings T. *Imaging in Neurovascular Disease*. A Case-Based Approach. 1st ed. Thieme Publishers; 2020.

[5] Warwick Pexman JH, Barber P, Hill M, et al. Use of the Alberta stroke program early CT score (ASPECTS) for assessing CT scans in patients with acute stroke. *Am J Neuroradiol*. 2001;22(8):1534–1542.

第 6 章　脑卒中影像学：CT 血管造影

Stroke Imaging: CT Angiography

吕达平　王绪扣　李仲森　杜梦成　译

在本章中，我们将简要介绍急性缺血性脑卒中或短暂性脑缺血发作患者的 CT 血管造影的使用和解释。

- 识别颅内动脉闭塞的存在，重点是适用血管内治疗（endovascular therapy，EVT）的闭塞。
- 识别颅外动脉狭窄或夹层。
- 识别脑静脉窦血栓形成。

本章还简要讨论了 CTA 在急性脑出血患者中的应用。

CT 血管造影（CT angiography，CTA）评估急性脑卒中最好在头颅 CT 平扫后立即进行。它应该被认定为是“从主动脉弓直至头部顶点的 CTA”，因为只有头部的 CTA（如“Willis 环”扫描）将会遗漏颅外血管，而单纯颈部血管的 CTA 会遗漏颅内循环的检查。在检测颅内 / 颅外狭窄或闭塞方面，CTA 比 MRA 更敏感。

CTA 在急性脑卒中的应用，有以下 3 个主要目的

- 识别是否存在与临床体征和症状有关的颅内闭塞的存在（动脉或静脉），重点识别可能需要血管内治疗的大动脉闭塞，如近端大脑中动脉（middle cerebral artery，MCA）（M_1 段或近端 M_2 分支）、近端 ACA、近端 PCA、颅外或颅内颈动脉或基底动脉。因此 CTA 的结果可以提供有关脑卒中的诊断和预后的必要信息，并有助于指导脑卒中急性期的治疗决策：是否直接采用 t-PA 的治疗，并可以识别潜在的血管内治疗候选者。
- 识别主动脉弓、颈总动脉、颈内动脉、椎动脉或颅内动脉有无明显的狭窄、动脉粥样硬化或夹层。在评估缺血性脑卒中或短暂性脑缺血发作（transient ischemic attack，TIA）患者最可能的病因，以及指导最适当的二级脑卒中预防治疗时，CTA 的这些结果是非常重要的。
- 对于急性脑出血患者，CTA 可评估颅内动脉瘤、血管畸形或其他出血的继发原因。CTA“斑点征”对早期颅内出血风险的扩大有预测价值。

一、颅内血管闭塞

我们将介绍一些 CTA 上 M_1 闭塞的例子（图 6–1）。在大多数中心，CTA 同时涉及源图像（这些是较薄的切割）和较厚的图像轴位 / 冠状位 / 矢状位 MIP 图像。轴位 MIP 图像通常能很好地识别近端 MCA（M_1 段）闭塞。

以下是在 CTA 上看到的基底动脉闭塞的例子（图 6–2 和图 6–3）。

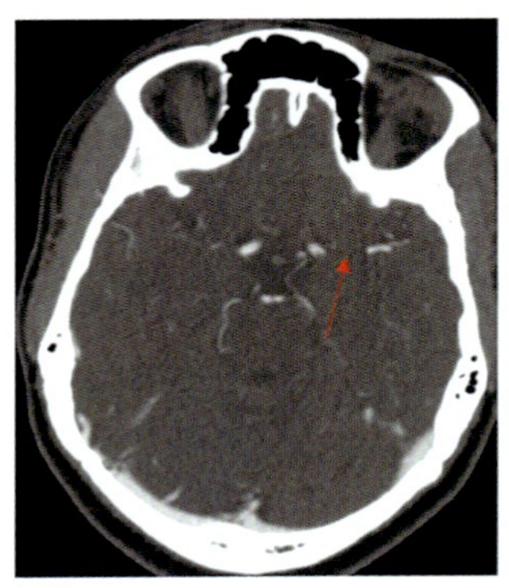

左侧 M_1 段闭塞超过 1.2cm 的节段

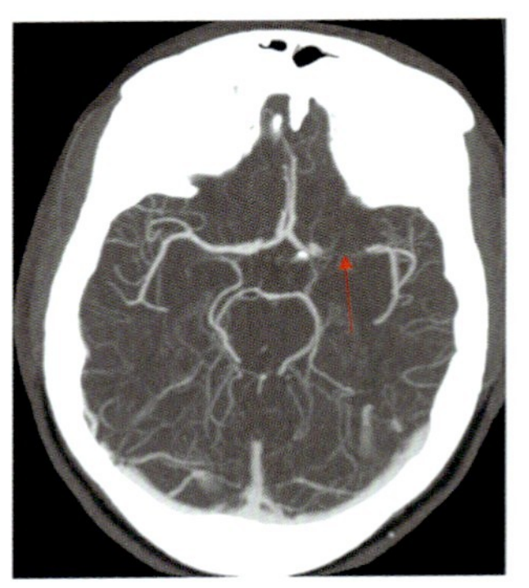

轴位 CTA 显示左侧 M_1 段闭塞（与左侧患者相同）

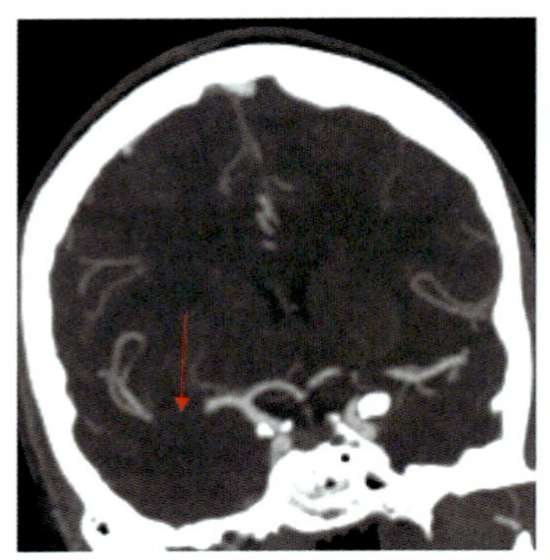

冠状位 CTA 显示右侧 M_1 段闭塞

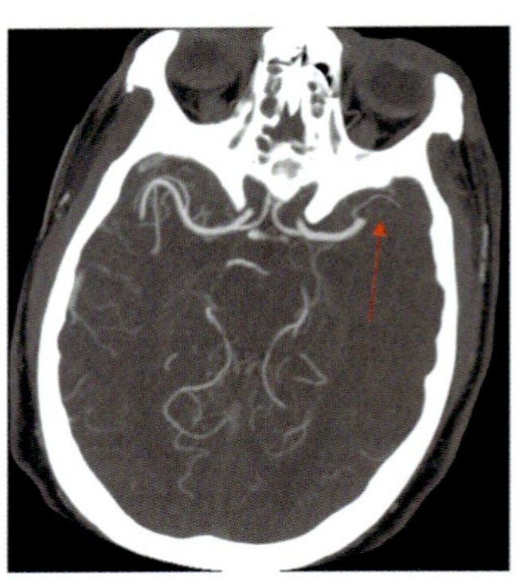

轴位 CTA 显示左侧远端 M_1 段闭塞

▲ 图 6-1　轴位或冠状位 CT 血管造影显示 M_1 闭塞（红箭）

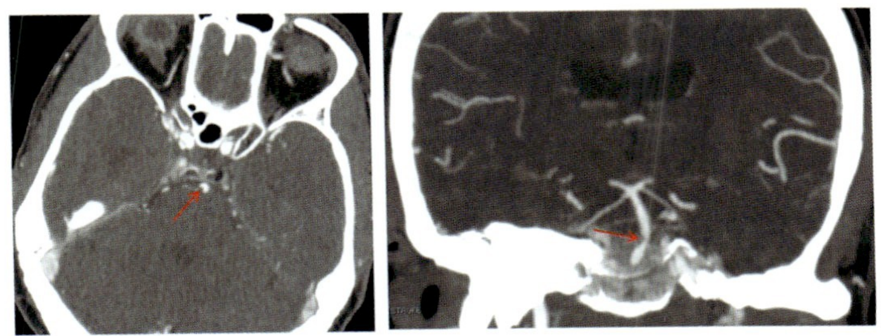

▲ 图 6-2　轴位（左）和冠状位（右）CT 血管造影显示基底中动脉血栓

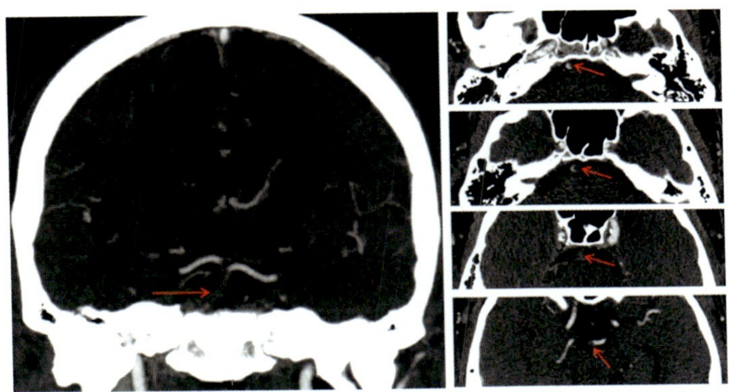

▲ 图 6-3　冠状位（左）和多轴位（右）CT 血管造影序列

图 6-4 是 CT 血管造影的滚动图，显示基底动脉逐渐缩小到完全闭塞（一个不祥的迹象）。

脑静脉窦血栓形成

脑静脉窦血栓形成（cerebral venous sinus thrombosis，CVST）是引起缺血性脑卒中和出血的一个相对较少见

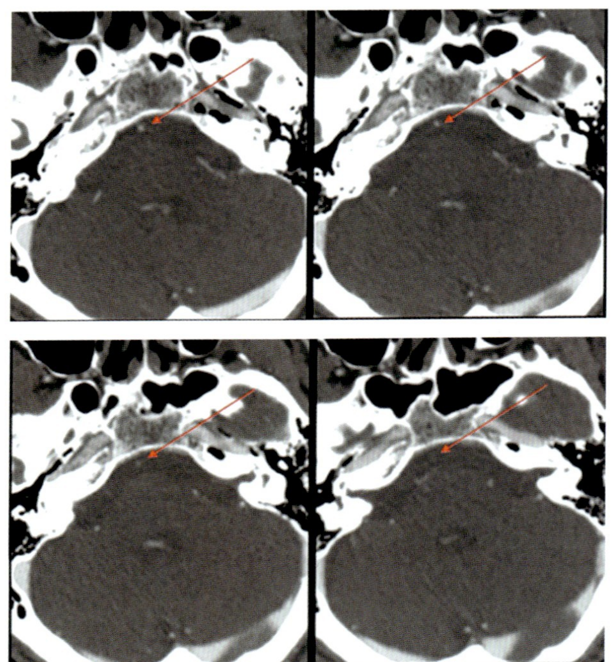

▲ 图 6-4 通过滚动 CT 血管造影显示基底动脉逐渐缩小至完全闭塞

的原因，根据患者的人口统计数据及其表现症状，临床工作中需要加以注意。遗传性血栓形成、高凝状态、妊娠 / 产后、节育、创伤和较少见的感染或全身炎症性疾病的患者，患脑静脉窦血栓形成的风险较高。他们的临床表现不局限于动脉血供障碍，头痛常是伴随和突出的症状。患者通常都很年轻，可能表现为新的持续性头痛、脑卒中症状、癫痫发作或颅内压升高伴视盘水肿。识别 CVST 是很重要的，因为通常的治疗方法是立即抗凝。头颅 CT 平扫通常看似正常，不足以排除这一诊断；如果怀疑有 CVST，则需要行增强后的头颅 CT，最后再行 CT 静脉造影（CT venogram，CTV）。

头颅 CT 平扫和增强后有如下 CVST 的影像学征象（图 6–5）。

- 相应的闭塞的静脉窦内有高密度信号。
- 越过动脉边界或接近静脉窦出现梗死、水肿或出血。
- 两侧大脑半球都会累及。
- 头颅 CT 平扫显示的三角征是上矢状窦后部血栓所致。

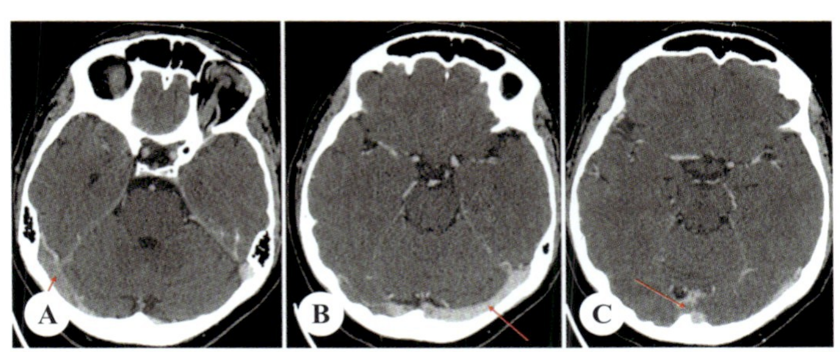

▲ **图 6–5　头部增强 CT**

A. 右侧横窦充盈缺损（红箭所示，与静脉血栓一致）；B. 左侧横窦正常充盈（红箭），作为比较；C. 窦汇的充盈缺陷（红箭）

- 增强 CT 上的空三角征提示上矢状窦内血栓。

二、确认颈动脉颅外段狭窄或解剖

从主动脉弓到头顶部血管的 CTA 不仅有助于在急性脑卒中治疗中确定颅内血管闭塞作为血管内治疗（EVT）的目标，而且还有助于确定脑卒中的原因，以及 EVT 手术本身的方便性。颈动脉粥样硬化（引起轻度、中度或重度狭窄）、颅外动脉夹层和颈动脉蹼是 CTA 可以检测到的可能的脑卒中病因。动脉粥样硬化斑块形态（如溃疡）可以帮助进行风险分层。

1. 颈动脉粥样硬化疾病

约 25% 的缺血性脑卒中可归因于大血管粥样硬化，其中 7%～10% 的原因是颈动脉粥样硬化。前循环缺血性脑卒中或 TIA 和同侧 50%～99% 颈动脉狭窄的患者脑卒中复发的早期风险较高。

根据一项系统综述，对于有症状的颈动脉疾病的患者，2 周内脑卒中复发的早期风险可高达 26%。

对症状性颈动脉疾病的早期治疗采用手术（内膜剥脱术）或支架置入术对降低脑卒中风险是非常有效的，理论上在缺血事件发生后 2 周内尽快治疗，需要紧急转到有经验的颈动脉外科医生处会诊。相比之下，偶然发现无症状的颈动脉狭窄，一般会进行药物治疗，而不是手术治疗。

图 6–6 为 1 例左侧颈内动脉明显动脉粥样硬化的患者，表现为短暂的右手无力。

颅外椎动脉粥样硬化和主动脉弓粥样硬化也是急性缺血性脑卒中的重要原因，可通过 CTA 成像诊断。虽然这些部位的动脉粥样硬化通常不采用支架或手术治疗，但建议积极处理血管危险因素和行抗血小板治疗。

2. 颅外颈动脉和椎动脉夹层

颅外头颈动脉夹层占所有脑卒中的 2.5%，是年轻人脑卒中的常见原因。它在＜45 岁的脑卒中患者中占比高达 20%。动脉夹层的发生是因为内膜撕裂导致壁内血肿。这进而导致内皮素的释放、血小板的激活和凝血级联，并可能导致远端栓塞或血管闭塞的管腔血栓。动脉夹层患者在发病前常有头颈外伤、颈部按摩、颈部过伸时间延长、过度咳嗽或呕吐等病史。然而，在其他健康的患者中，或有 Marfan 综合征、Ehlers Danlos 综合征或纤维肌发育不良（仅举几例）等易感条件的患者中，动脉夹层也可能在没有明显触发的情况下自发发生。

患者在缺血性脑卒中症状之前经常抱怨头部或颈部疼痛。颅外颈动脉夹层患者可能有同侧 Horner 综合征（三级交感纤维在颈动脉鞘内移动）、单眼视力下降（ICA 供应眼动脉）和其他脑神经麻痹（Ⅸ、Ⅹ、Ⅺ或Ⅻ，因为它们靠近颈动脉鞘）。

颅外颈动脉或椎动脉夹层并不是溶栓的禁忌证。然

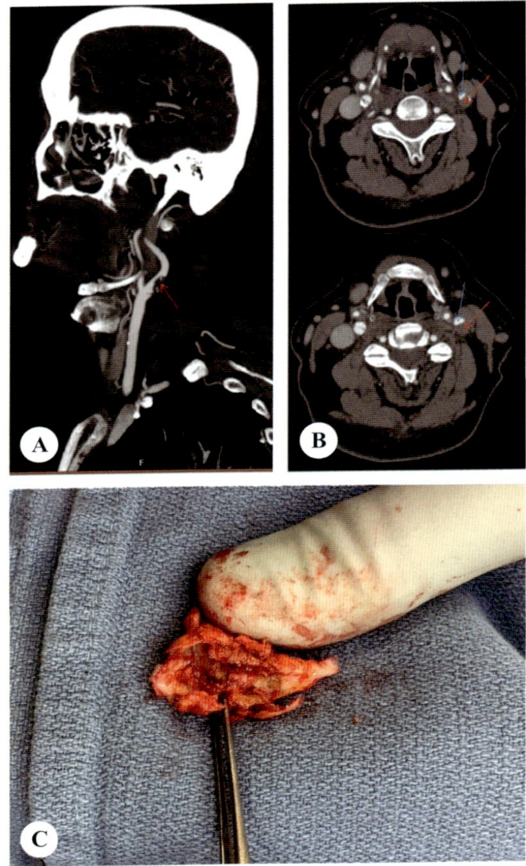

▲ 图 6-6 矢状位 **CTA MIP**（A）和两个轴位薄层（B）图像显示位于左侧颈内动脉分叉上方可见明显斑块（红箭所示），残留管腔 **1.8mm**（蓝箭），大约 **50%** 狭窄。临床照片（C）显示颈动脉内膜切除术去除的动脉粥样硬化斑块

图片由 Ahmed Kayssi 博士提供

而，在剥离延伸到颅内的情况下，如果撕裂延伸到外膜，蛛网膜下腔出血的风险很小。虽然动脉夹层也不是 EVT 的禁忌证，但在手术过程中进入可能更困难。

CTA 对颅外动脉夹层的诊断有一定的线索。然而，除了内膜瓣的可视化外，没有一种是特异性的解剖，最终患者的病史和年龄是临床怀疑这种病因的重要因素。MRI 检查血管壁内的高铁血红蛋白可能有助于确诊。

颅外动脉夹层的 CTA 影像学表现

- 内膜皮瓣（图 6–7）。
- 锥形，“火焰形”遮挡。
- “弦征”：一种长、狭窄、不规则的对比剂柱，开始于颈动脉球部远端 2～3cm 处；伸至颅底或从椎动脉 V_3 段开始。
- 假性动脉瘤形成。

在颅外颈动脉夹层中，影像学异常一般开始于颈动脉分叉处外 2～3cm。这与颈动脉粥样硬化相反，颈动脉粥样硬化通常在颈动脉分叉处 1～1.5cm 处引起狭窄。颈动脉粥样硬化也可钙化，通常在剥离时不存在。

三、脑出血的 CT 血管造影

CTA 可以识别血管病变是脑出血的罪魁祸首。可识别的血管病变如下。

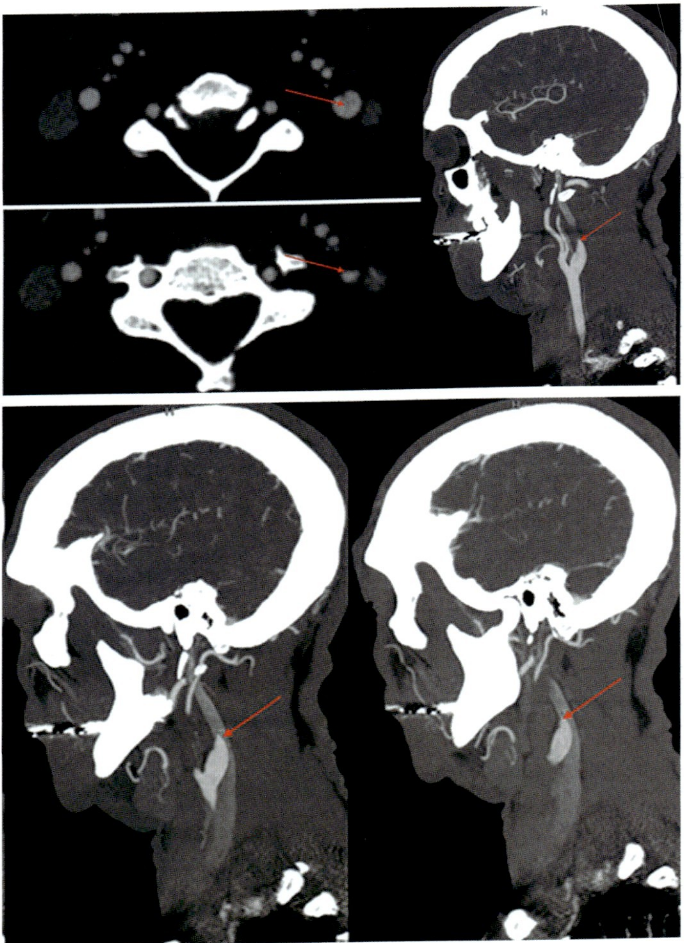

▲ **图 6-7** 左侧轴位薄层 **CTA** 显示内膜瓣（红箭），左侧颈内动脉管腔缩小。在矢状位 **CTA MIP** 序列上，看到一个锥形的“火焰”形的遮挡（红箭）

- 动静脉畸形（arteriovenous malformation，AVM）。
- 肿瘤（原发性或转移性）。
- 静脉血栓形成。
- 可逆性脑血管收缩综合征。
- 动脉瘤。

下面是动静脉畸形破裂导致左颞叶脑出血的例子（图 6-8）。如果没有 CTA，你可能会怀疑脑淀粉样病变是脑叶出血的病因。这是很重要的，因为这种血管病变可以接受放射手术。

CTA 斑点征

在急性脑出血患者中，约 40% 的患者早期扫描发生血肿增加，是神经系统恶化和死亡率的独立预测因素。斑点征是指急性血肿中的一个（或多个）对比剂增强灶，

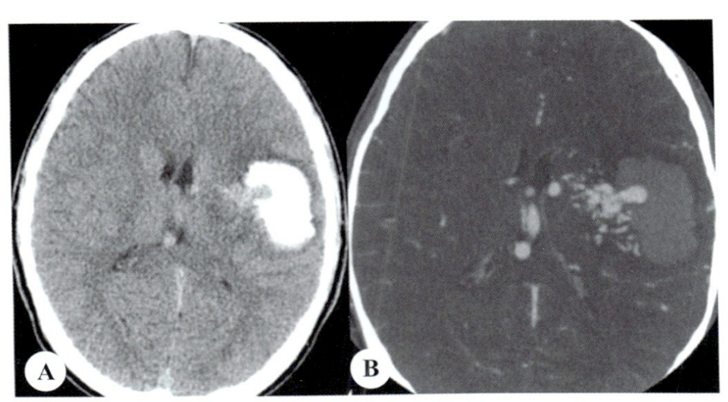

▲ **图 6-8 头部 CT 平扫**

A. 伴左侧额颞叶出血，CT 血管造影；B. 发现动静脉畸形

并预示着脑出血的扩张。有 CTA 斑点征的患者由于持续出血导致脑出血扩张和神经系统恶化的风险增加，而没有斑点征的患者进一步扩大成 ICH 的风险较低。其他 CT 成像标志物也在研究其预后效用。

要识别斑点征，您可以查看 CTA 源图像以获得增强的焦点。下面我们将回顾一个急性脑卒中 CTA 斑点征的例子（图 6–9）。

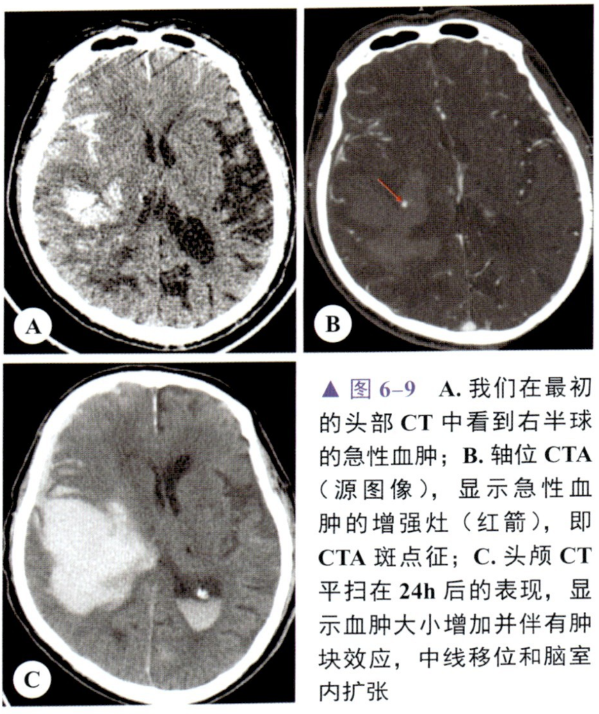

▲ 图 6–9 **A.** 我们在最初的头部 **CT** 中看到右半球的急性血肿；**B.** 轴位 **CTA**（源图像），显示急性血肿的增强灶（红箭），即 **CTA** 斑点征；**C.** 头颅 **CT** 平扫在 **24h** 后的表现，显示血肿大小增加并伴有肿块效应，中线移位和脑室内扩张

总结

我们回顾了一种 CTA 治疗急性缺血性脑卒中的方法，包括 EVT 导致的颅内动脉闭塞，以及可通过 CT 静脉造影确定的脑静脉血栓形成例子。CTA 在帮助确定脑卒中和 TIA 的病因方面也发挥着重要作用，例如通过识别动脉粥样硬化疾病、夹层或其他血管疾病。记住，颈动脉超声会忽略很多病因。最后，CTA 通过识别潜在的血管病变或斑点征——血肿扩张的预测指标，有助于评估急性脑出血患者。在第 7 章中，我们将回顾 CT 灌注，脑卒中成像标准的最新前沿。

参考文献

[1] Tsantilas P, et al. Stroke risk in the early period after carotid related symptoms: a systematic review. *J Cardiovasc Surg*. 2015;56(6):845–852.

拓展阅读

[1] Kamal N, Hill MD, Blacquiere DP, Boulanger JM, et al. Rapid assessment and treatment of transient ischemic attacks and minor stroke in Canadian emergency departments: Time for a paradigm shift. *Stroke*. 2015;46:2987–2990.

[2] Wein T, Lindsay MP, Côté R, et al. Canadian stroke best practice recommendations: Secondary prevention of stroke, sixth edition practice guidelines, update 2017. *Int J Stroke*. 2017 Jan.

[3] A practical stroke risk calculator for patients with symptomatic carotid artery stenosis is available at: https://www.ndcn.ox.ac.uk/ divisions/cpsd/carotid-stenosis-tool.
[4] Thompson A, Kosior J, Gladstone DJ, et al. Defining the CT angiography "spot sign" in primary intracerebral hemorrhage. Can *J Neurol Sci.* 2009;36:456–461.
[5] Brinjikji W, Krings T. *Imaging in Neurovascular Disease. A Case-Based Approach.* 1st ed. Thieme Publishers; 2020.
[6] Chaturvedi S, Sacco RL. How recent data have impacted the treatment of internal carotid artery stenosis. *J Am Coll Cardiol.* 2015;65:1134–1143.

第 7 章 脑卒中影像学：CT 灌注成像

Stroke Imaging: CT Perfusion

张连富 张 洋 江 涛 译

本章是 CT 灌注（CT perfusion，CTP）成像的简要介绍。我们提供了一个临床框架来帮助你理解 CTP，作为一个临床工作者，你就可以开始使用这个强大的工具来帮助你在脑卒中的急性期做出治疗决策。因此，我主要探讨以下几点。

- CTP 的概述及其如何补充急性脑卒中成像。
- CTP 算法所作假设的评价。
- 理解 CTP 成像的概念框架，包括临床应用和成像示例。

CTP 本质上是脑血流的彩色图，是一种评估缺血与梗死的存在和程度的成像工具。梗死的“核心”是已经发生梗死的组织。缺血但尚未梗死的组织称为“半暗带”，如果缺血组织没有再灌注，缺血半暗带最终将发展为完全梗死。在发生脑卒中的患者早期影像学检查中，相对于核心来说可能存在大量的半暗带，这表明如果血流能够及时恢复，脑组织是可能得到挽救的。

从根本上讲，CTP 指的是血液在毛细血管水平上的流动情况，其数据主要是通过在常规 CT 血管造影（CT angiography，CTA）后注射对比剂再连续扫描获取，同时允许我们估算脑血流量、脑血容量和平均传输时间，其理论在此我们不做过多讨论。通常有些 CTA 检查之后就没必要进行 CTP 检查。例如，在非增强头颅 CT 就能显示的脑出血、在普通 CT 检查上就能明显看到的大面积脑梗死灶或其他不太可能改变治疗方案的情况下。

CTP 扫描和灌注图像处理的协议存在相当多的变化。最近，标准化描述灌注工具，在确定是否为晚期时间窗患者（脑卒中发病后 6～24h）进行血管内治疗方面发挥了关键作用。这种特殊情况下（在 DEFUSE3 和 DAWN 临床试验中）使用了 RAPID 软件，但还有其他算法可用于计算 CTP 图像。

也有关于 MRI 灌注的研究，但对其描述超出了本章讨论的范围。

一、理解 CTP 成像的框架

CTP 成像的框架

CTP 由以下 3 个关键参数来描述。

- 脑血流量（cerebral blood flow，CBF）。
- 脑血容量（cerebral blood volume，CBV）。
- 平均通过时间（mean transit time，MTT）。

脑血容量是指流经单位脑体积的血液总体积，即每 100g 脑组织内含血量（ml/100g）。脑血流量定义为单位时间内通过单位脑体积的血液容量，即以每 100g 脑组织每分钟的血流毫升数［ml/（100g·s）］。平均通过时间则为给某区脑组织供血的平均通过时间，以时间单位（s 或 min）测量。随着时间的推移，核心和半暗带具有不同的定义。以前，核心被定义为 CBV，但较新的测量方法将核心定义为低于某个阈值的 CBF。这是基于一项研究表明 CBF 是评估梗死核心的更为理想的参数。类似地，MTT 也可用于定义半暗带，而更敏感的参数是 Tmax［即达峰时间（time to peak，TTP）］，它是从注射对比剂开始到达到最大增强剂量的时间（以 s 为单位）。

CTP 是一种动态测量方法，静脉注射对比剂在通过脑组织毛细血管床的“首次通过”循环过程中，通过连续成像跟踪这种对比剂。为了计算灌注，有几个假设，其中之一就是灌注的示踪剂不易被组织溶解、代谢或吸收。一般认为正常大脑如此，但在受伤（如脑卒中）的情况下，血脑屏障会崩溃，因此这一假设并不完全成立。通常，这会导致过高估算 CT CBV。

CTP 成像所需要的一些实际考虑和假设是建立在患者有良好的心输出量、正常的窦性心律和颅外动脉无明显狭窄的情况下。在计算 CTP 参数时，必须选择感兴趣的区域，这些区域构成动静脉时间密度曲线的基础。这些密度曲线的定性评估也提供了关于对比剂注射效果的信息。此外，CTP 成像依赖于某些阈值，这些阈值在本质上是计算出来的，有时也是预先设定的，因此这些阈值在估计核心和半暗带时可能会出现错误。

CTP 在大脑半球梗死（如大脑中动脉区域），以及能够观察更多尾部区域（如脑干和小脑）的扫描仪中最有用。然而，值得注意的是，大多数经过验证的 CTP 研究都集中于大脑中动脉区域，而后颅窝目前尚未得到验证。由此推论，较小的梗死，如腔隙性梗死，在 CTP 图上不能很好地显示。

CTP 有助于辨别类似脑卒中的症状。例如，癫痫发作可能出现与脑卒中相反的图像，因为在癫痫发作状态下脑组织充血并增加灌注。

从概念上来说，很容易将脑血流量视为脑血容量随时间变化的比率，因此计算公式如下。

$$\textbf{CBF（脑血流量）} = \frac{\textbf{CBV（脑血容量）}}{\textbf{MTT（平均通过时间）}}$$

我们将利用这种关系来理解缺血性脑卒中的生理机制，以及如何计算得到的 CTP 图像。

在缺血性脑卒中的情况下，由于颅内血管闭塞。这导致 MTT 增加，并受到累及区域血液供应程度的影响。大脑的自我调节会导致闭塞远端动脉血管舒张，并增加血液中氧气的提取。最终 CBV 增加，因此 CBF 保持不变或略有下降（因为 CBF=CBV ↑/MTT ↑）。然而，随着时间的推移，血管的舒张程度受到限制，MTT 进一步增加（细胞水平的组织损伤）最终将导致 CBF 显著降低。

二、匹配和不匹配灌注模式

在急性脑卒中的背景下，有重要的灌注模式需要识别：即匹配和不匹配的模式。匹配缺陷的大小和不匹配程度都有助于指导血管内治疗（endovascular therapy，EVT）和（或）组织型纤溶酶原激活物（t-PA）静脉溶栓治疗的决策。除了灌注异常的模式外，您还应该描述哪些解剖脑区存在风险，因为这也是决定血管内治疗或组织型纤溶酶原激活物静脉溶栓治疗的一个重要因素。

在已发生脑梗死的区域，存在一种主要匹配的灌注模式，导致 CBF ↓、CBV ↓和 MTT 持续↑。换句话说，这种模式反映的是核心而不是半暗带。

这种情况或更确切地说，终点是一种与神经元失去充分灌注相一致的模式，可以被认为是与神经元凋亡相对应的不可逆转的功能丧失。这些患者可能无法从抗凝溶栓治疗和（或）血管内治疗的血供重建中获益。当然，CTP 在被确定为梗死核心的组织可能仍有可挽救方面存在一定的局限性。

图 7–1 是每个融合模式主要匹配的 1 个例子。刻度在右侧，红色表示增加，蓝色表示减少。在本例中，左半球 CBF ↓，CBV ↓，MTT ↑。Tmax 系列对检测慢血流（即 MTT 延长）非常敏感，并对达到最大残余功能的时间作出响应。

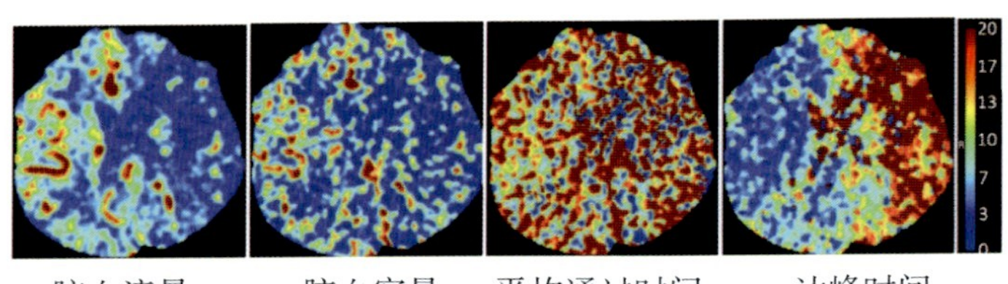

▲ **图 7–1** 左侧大脑中动脉水平段（M_1）闭塞主要匹配的灌注模式结果

该患者可能无法从再通治疗中获益，因为组织已经梗死，转化为继发出血性的风险增加。

然而，如果存在不匹配模式，则可能存在可挽救的脑组织。

主要不匹配的灌注模式发生在有可挽救的大脑组织（缺血但尚未梗死）区域，导致 CBF ↓，但 CBV 正常，以及 MTT ↑。
这些患者是血管重建治疗的理想人选。
您会注意到，不匹配和匹配灌注模式之间的区别是 CBV，这在不匹配模式中是正常的，在匹配模式中是下降的。

图 7–2 是左侧大脑中动脉脑卒中灌注模式明显不匹配的例子。在本例中，左半球 CBF 降低，CBV 相对正常，MTT 增加。Tmax 系列对检测缓慢血流（即 MTT 延

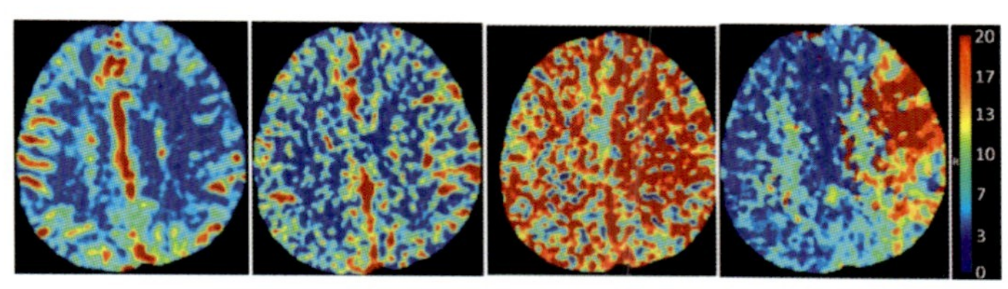

▲ 图 7–2　左侧大脑中动脉（MCA）脑卒中，灌注模式明显不匹配

长）非常敏感，并对应于达到最大残余功能的时间。

下面的表格（表 7–1）总结了上述急性脑卒中的灌注模式。当然，可以看到许多不同程度的核心和半暗带。每个参数之间的相对变化被描述为随着时间的推移组织从半暗带到核心的变化。这个表格很便携且便于查阅。

表 7–1　急性脑卒中的灌注模式

组织区域	CBF	CBV	MTT	一般头颅 CT 检查
半暗带（“不匹配”）	降低	正常（或略有增加）	增加	正常或早期缺血性改变
核心（“匹配”）	降低	降低	增加	早期或亚急性缺血性改变

我们将通过临床实际病例来举几个例子。

病例介绍 1

79 岁男性患者，在 13:10 与女儿进行正常电话交谈时身体状况良好。当其女儿 15:15 回到家时，发现他无法说话，急诊医疗服务（EMS）被激活。

到达急诊室后，他不能言语但理解力保持不变。NIHSS 得分为 5 分(失语且无法回答意识水平问题)。

怀疑他是急性失语症脑卒中（可能是左脑），被紧急送往 CT 室行头颅 CT、CTA 及 CTP 成像等检查。

头颅 CT 和 CTA 均未见异常。CTP 图像如下所示（图 7–3）。在左下额叶（Broca 区），CBF 降低（红箭），CBV 正常，MTT 增加，Tmax 序列对应于达到最大残余功能的时间，说明灌注模式不匹配。最后他于 16:20（症状出现后 190min）接受紧急静脉溶栓治疗。

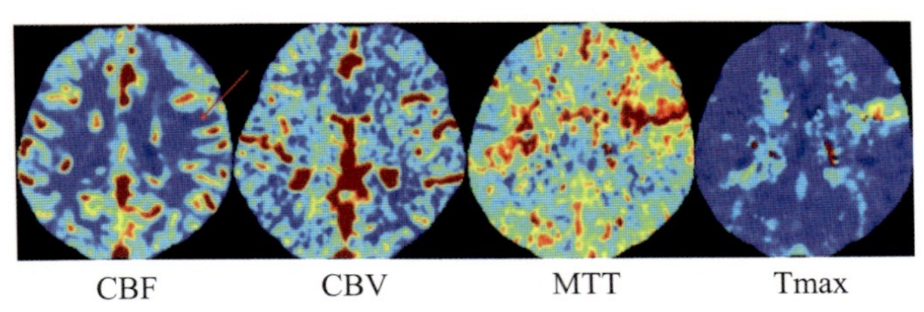

▲ 图 7–3　左侧 Broca 区灌注缺损

CBF. 脑血流量；CBV. 脑血容量；MTT. 平均通过时间；Tmax. 达峰时间

病例介绍 2

77 岁的女性患者，发现自己早上很难阅读报纸的左侧。起初她以为是她的眼镜有问题，于是先去找了验光师，然后由验光师把她送到急诊室。既往有高血压和高血脂病史，2个月前做过白内障手术。

患者描述其左眼看左侧东西有困难（她只能看到左眼的颞区），但检查显示左侧同向性偏盲。

获得脑卒中的相关影像检查结果。头颅CT平扫显示右侧枕叶低密度。CT血管造影未显示动脉闭塞。CT灌注（CBV和MTT）如图7-4所示。在CBV图上，我们可以看到右侧枕叶的脑血流量减少，相应的平均通过时间（MTT）增加。CBF图显示CBF降低（未展示）。这种模式与大部分匹配的灌注缺陷相一致，并与患者的亚急性表现相对应。该女性患者被认为不适合进行急性治疗。

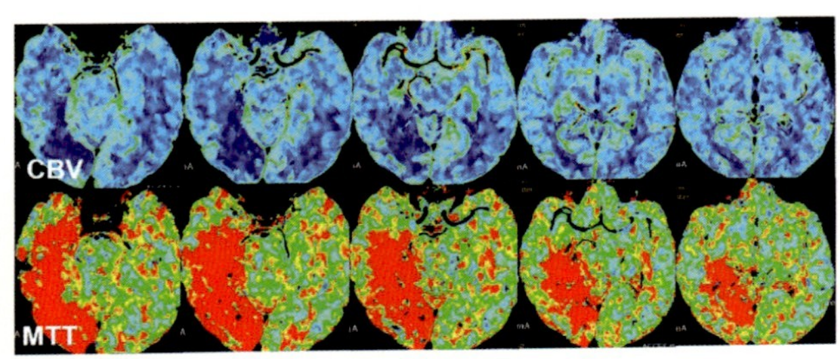

▲ 图7-4　右枕叶灌注图像

CBV. 脑血容量；MTT. 平均通过时间

三、RAPID 软件

一些中心已经过渡到使用不同的软件自动计算核心和半暗带体积，其中之一就是由 iSchemaView 提供的 RAPID 软件。

RAPID 能够提供更为精简的算法，不仅显示了核心或梗死区域为 CBF＜30%（紫色所示）和半暗带 Tmax＞6s（绿色表示），而且还提供额外的脑血流和 Tmax 分级图，这样可以根据患者的情况考虑各种阈值，以评估灌注图是否准确反映了灌注异常（图 7-5）。

CTP 的最大益处是评估晚期时间窗中的患者，特别是 6～24h，或当有未知或未证实的脑卒中发作时间（如醒后脑卒中）。对于晚期时间窗，有特定的标准来确定失配区域是否符合血供重建的条件。一般来说，半暗带与核心的不匹配比（体积用 ml 表示）应＞1.8。

四、CTP 成像注意事项和缺陷

随着计算机算法的 CTP 图像的出现及其在编码过程中随时可用的特性，使用这些图来做出临床决策，而无须更深入地思考灌注图实际显示的内容，可能会成为一种趋势。在数字化脑卒中的过程中，必须保持警惕和注意患者 CT 灌注显示的细节，同时也要注意分析实际显示的内容。

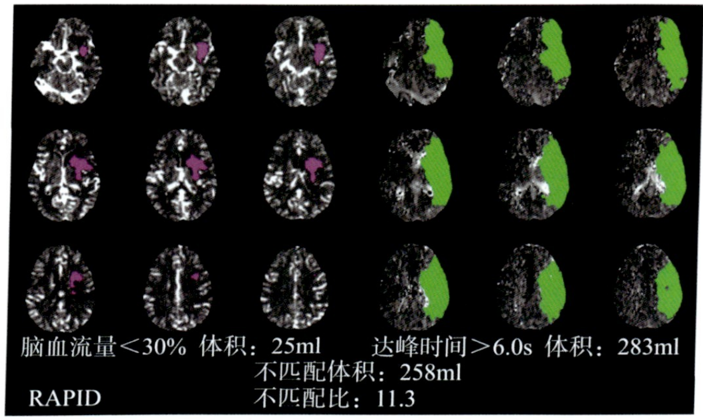

▲ 图 7-5 **RAPID** 软件（**iSchemaView**）计算出的左侧 **MCA** 脑卒中的灌注模式明显不匹配。注意计算小体积的核心（紫色，**25ml**）和大体积的半暗带（绿色，**283ml**）的体积不匹配。关于 **6～24h** 窗口内不匹配的具体标准，请参阅当地协议或指南，因为建议的纳入和排除标准可能有所不同

CTP 在技术层面和患者的血流动力学方面做出了一系列假设。此外，还有其他技术因素，如检查时患者的移动，以及增强剂注射的质量和时间。即使所有这些影响都被最小化和优化，为了理解 CTP 图像，还需要对灌注图上实际显示的内容进一步解释。最后，CTP 的使用已经在患者是否选择血管内治疗中得到了初步验证。在诠释 CTP 以决定是否行静脉溶栓治疗时应谨慎，因为溶栓的临床试验没有使用这种方法。

总结

在本章中，我们讨论了理解 CTP 的框架，以及在灌注成像中计算的指标如何反映生理机制。CTP 成像是急性脑卒中成像中最新的生物标志物，可以估计核心和半暗带及其相对不匹配，这在延长的 6～24h 时间窗中尤其有帮助。此外，我们还概述了一些与 CTP 相关的假设和重要的考虑因素，这些假设和考虑因素同时也告诉读者 CTP 的局限性和实用性。

参考文献

[1] Allmendinger AM, Tang ER, Lui YW, Spektor V. Imaging of stroke: part 1, perfusion CT—overview of imaging technique, interpretation peraks, and common pitfalls. *AJR Am J Roentgenol*. 2012;198(1):52–62.

[2] Brinjikji W, Krings T. I*maging in Neurovascular Disease. A Case-Based Approach*. 1st ed. Thieme Publishers; 2020.

[3] Lui YW, Tang ER, Allmendinger AM, Spektor V. Evaluation of CT perfusion in the setting of cerebral ischemia: patterns and pitfalls. *Am J Neuroradiol*. 2010;31(9):1552–1563.

第 8 章　急性缺血性脑卒中治疗：阿替普酶

Acute Ischemic Stroke Treatment: Alteplase

陈光贵　黄克兵　韩中奎　杜梦成　译

在接下来的几章中，我们将为您提供关于急性缺血性脑卒中紧急再灌注的系统性治疗方法：阿替普酶静脉溶栓（t-PA）和血管内治疗（endovascular therapy，EVT）。对于未接受 t-PA 或 EVT 而采用单一或双重抗血小板治疗的患者，我还将讨论其急性期血压管理及治疗的适应证。

本章我们将讨论关于静脉注射 t-PA 的患者选择、给药的细则和陷阱。

在讨论溶栓治疗前，让我们共同回顾急性脑卒中诊治在过去 50 年中所取得的进步。

过去 50 年急性脑卒中诊治的进展

- 1969 年：第一台 CT 仪。
- 1977 年：第一台 MRI 仪。
- 1995 年：NINDS 试验，为 t-PA 建立了 3h 时间窗。
- 2008 年：ECASS Ⅲ试验，为 t-PA 建立了 4.5h 时间窗。
- 2015 年：EVT 通过 5 项阳性试验（MR CLEAN、ESCAPE、SWIFT PRIME、REVASCAT、EXTEND IA）成为治疗标准。
- 2017 年：DAWN 和 DIFFUSE 3 试验，延长 EVT 治疗窗口达 24h。
- 2018 年 / 2019 年：WAKE-UP STROKE 和 EXTEND 试验，为精心挑选的患者将 t-PA 窗口延长至 9h。

一、静脉溶栓：疗效与患者选择

阿替普酶，一种组织型纤溶酶原激活药（t-PA），催化纤溶酶原转化为纤溶酶，负责分解纤维蛋白的酶。在具有里程碑意义的 NINDS 试验公布后，美国食品药品管理局（Food and Drug Administration，FDA）于 1996 年批准了阿替普酶用于治疗急性缺血性脑卒中（见下文）。在加拿大，t-PA 于 1999 年（有条件批准）和 2002 年（完全批准）获得加拿大卫生部的许可，对于符合条件的患者，可在脑卒中发作后 3h 内接受该药物治疗。

目前，指南推荐对于符合条件的致残性缺血性脑卒中患者静脉使用 t-PA，这些患者可在脑卒中发作后 4.5h 内接受治疗。

两项具有里程碑意义的 t-PA 脑卒中试验

- 与安慰剂相比，NINDS 试验是一项静脉使用 t-PA 的随机、双盲试验。它显示在脑卒中发生后 3h 内接受该药物治疗的患者受益。在脑卒中发生 3h 内接受 t-PA 治疗的患者在 3 个月时获得良好结果的可能性至少达 30%。接受 t-PA 治疗的患者大约 6% 会出现症状性脑内出血（脑卒中发作后 36h 内），而接受安慰剂治疗的患者则为 0.6%。两组之间的死亡率没有差异。
- ECASSⅢ试验通过一项积极的汇总分析显示，与安慰剂组相比，在发病后 3～4.5h 使用 t-PA 可提高有利结果的发生率。与 NINDS 试验一样，t-PA 治疗组的脑出血发生率更高，两组死亡率无差异。

最近，有 2 项新的试验表明根据严格的成像标准（CT 灌注或 MRI），在经过高度筛选的患者中，t-PA 在延长的时间窗内（发病后最多 9h）获益。我们将在 t-PA 部分结束时讨论这两个试验。

需治疗人数（number needed to treat，NNT）是用来量化干预成功和比较不同干预措施的指标。

以下是对涉及 6757 例患者的 9 个随机Ⅲ期试验的 Meta 分析，分析得出了 t-PA 治疗急性缺血性脑卒中的 NNT。

t-PA 对急性缺血性脑卒中的益处

另外 1 例患者在 90 天时（定义为 mRS 0～1 分 *）通过 t-PA 获得出色的功能结果，其显示 NNT 是时间依赖性的。以下是基于从脑卒中发作到开始 t-PA 的时间的 NNT。

- ＜3h：NNT=10。
- 3～4.5h：NNT = 19。

*.mRS= 改进的 Rankin 量表。mRS 0 分 = 完全恢复；mRS 1 分 = 有症状但无残疾；mRS 0～2 分 = 独立的功能结果；mRS 3～5 分 = 残疾和依赖；mRS 6 分 = 死亡。

表达 t-PA 获益的另一种方式是将改善视为整个 mRS 范围内残疾水平的任何降低。根据 Saver 对 NINDS 试验的分析，t-PA 减少了大约 1/3 接受治疗的患者的残疾。换句话说，每 100 例接受 t-PA 治疗的患者中，平均有 32 例患者的最终结果较好（在 mRS 评分量表上改善了一个或多个残疾等级），3 例患者的最终结果较差。

二、治疗时间

重要的是要记住 t-PA 是一种对时间高度敏感的治疗方法。随着从脑卒中发作到 t-PA 给药时间的流逝，t-PA 治疗的益处显著降低。早期治疗更有可能降低神经损伤和残疾的程度。推荐的目标治疗时间为到达医院后 30min 内。评估和治疗急性脑卒中患者的每一分钟都很重要——想想速度！正如 Hill 和 Coutts 博士所说："治疗急性缺血性脑卒中患者的医生必须比赛车手更狂热地感受到对速度的需求。"

再通和再灌注是急性脑卒中治疗的目标，需要理解的一个重要概念是侧支循环。神经元可以通过及时干预得到挽救，但个体患者的结果取决于脑卒中发作和治疗之间流向受影响区域的侧支循环程度。侧支循环可以来自颈外动脉的分支、Willis 环或软脑膜小动脉。在缺血半暗带（缺血但有可能挽救的脑组织区域）发展为不可逆的梗死之前，它很脆弱，只能在有限的时间内提供帮助。个体患者之间的侧支循环存在相当大的差异，这为特定患者的个体化治疗和更长的治疗时间窗提供了依据。

三、脑卒中严重程度

对于有神经功能缺陷的患者，若持续存在，预计会导致残疾，应考虑使用 t-PA。然而，正如第 3 章所提到的，NIHSS 评分的数值并不总是与残疾程度相关，因此治疗决定需要个体化。患者缺陷的类型和个人特征（对工作、爱好、驾驶、优势手等的影响）必须加以考虑。例如，孤立的同向性偏盲会导致患者没有驾驶资格；视觉缺失和失语可能会有较低的 NIHSS 评分；但残疾程度较重，腿部无力可能会妨碍行走，而手部无力（尤其是惯用手）可能会对人的日常生活产生重大影响。

四、临床上如何应用 t-PA

治疗脑卒中的标准北美剂量为 0.9mg/kg（最大总剂量为 90mg）。在 1min 内静脉推注 10%，其余的在 1h 内输注完毕。在一些医院，也可采用输液泵输注。请注意，急性脑卒中的阿替普酶剂量低于急性心肌梗死的剂量。对于剂量计算，应测量患者的体重（如果不可能，使用患者 / 家庭自我报告或最佳估计）。

给予 t-PA 后，应密切监测患者。必须在应用 t-PA 后 24h 内将血压维持在 180/105mmHg 以下，以尽量降低 t-PA 相关脑出血的风险。详细信息请参阅第 11 章。如果临床上担心出血，则应立即停止 t-PA 输注，如果怀疑有颅内出血，应紧急进行头颅 CT 平扫检查。为尽量减少出血风险，建议在 t-PA 后 24h 内避免抗血小板和抗凝治疗。

作为知情同意过程的一部分，向患者或家属讨论脑卒中诊断和治疗方案（基本原理、益处、风险、替代方案）始终是一种很好的做法。由于 t-PA 是符合条件的急性缺血性脑卒中患者的标准治疗方案，如果患者无法提供同意并且没有法定授权代表，则适用于紧急同意程序。

如果没有执行 t-PA 方案，记录原因很重要。我们建议向患者和家属解释患者接受了 t-PA 评估（同样适用于 EVT），并清楚地概述（并记录）患者不适合 t-PA 或不推荐 t-PA 的原因。

如果由于脑卒中症状过于轻微或患者似乎正在迅速改善而未给予 t-PA 治疗，我们建议对患者进行密切观察，并在 4.5h 的时间窗口内进行反复的神经系统评估，以便在脑卒中恶化的情况下及时评估。在急性脑卒中的演变过程中，脑卒中症状的严重程度波动并不少见。研究表明，在因症状迅速改善而停用 t-PA 的患者中，约有 1/3 随后会恶化。因此，请注意不要被看似自发改善的症状所误导，也不要依赖单一时间点评估将患者排除在 t-PA 方案之外。

病例展示

62 岁女性患者，正在和孩子们一起吃饭，突然不能说话，不能抬起她的右臂。她的家属也注意到患者的面部下垂。她的儿子立即拨打了急救电话，她被送往急诊室。她的症状在 45min 前开始出现。她患有高血压，每天抽一包烟。

经初步评估，她的血压为 176/89mmHg，处于心房颤动状态。她的 NIHSS 评分为 9 分（右侧面部无力 2 分，右臂无力 2 分，右腿无力 1 分，感觉障碍 1 分，构音障碍 1 分，失语 2 分）。

头颅 CT 平扫无出血、高密度血管征或灰白度分界消失（ASPECTS=10 分）。CT 血管造影显示左侧 M_2 分支远端闭塞。无颅内外颈动脉狭窄。CT 脑血流灌注检查显示左侧大脑中动脉区域有良好的错配模式。

诊断为栓塞性急性缺血性脑卒中。最可能的病因是心房颤动引起的心源性栓塞。她的神经系统缺陷正在致残。她是 t-PA 的理想人选。她符合所有临床和影像学标准，并且没有已知的禁忌证。她在时间窗口内并且具有良好的成像轮廓。考虑了所有紧急脑卒中治疗方案：静脉注射 t-PA、EVT、抗血小板治疗。她不是 EVT 的候选人，因为她的 M_2 段凝块太远无法通过导管到达。于是指出并推荐 t-PA，以给她最好的改善和避免残疾的机会。向她和她的家属解释了诊断和治疗方案，包括可能出现严重或致命的 t-PA 相关出血并发症（包括脑出血）。在她的病例中，t-PA 所带来的获益被认为超过了出血并发症的风险。她的家属理解这些问题，并同意拟议的治疗方案。

她按标准方案接受 t-PA 治疗。在症状出现后 75min 给药，然后 1h 静脉输注。她住进了一个受到严密监控的病房，进行标准的 t-PA 后管理。

第 2 天评估时，她的 NIHSS 分数提高到 3 分。在她完成 24h 头颅 CT 并显示没有出血后，开始每天服用低剂量阿司匹林。7 天后，她停止服用阿司匹林，由于她被诊断为心房颤动，于是开始直接口服抗凝药进行二级脑卒中预防。第 8 天，她带着门诊康复和门诊随访计划出院回家。

五、t-PA 并发症

t-PA 的主要风险是全身或颅内出血。t-PA 相关症状性颅内出血（symptomatic intracranial hemorrhage，sICH）的风险为 2%～6%（安慰剂组为 0.4%），在讨论 t-PA 的益处和风险时，可以将其引述给患者及其家属。在 t-PA

相关颅内出血中，许多出血会导致大面积梗死，进而导致严重的残疾。

t-PA 相关症状性脑出血危险因素如下。

- 大面积脑卒中（NIHSS 评分高）或 CT 上广泛的急性缺血性改变（即 ASPECTS 评分低）。
- 高龄。
- 高血糖。
- 无法控制的高血压。

逆转 t-PA 没有标准的治疗方案，不同医院的方案也不同。一种方案包括给予冷沉淀（或纤维蛋白原）加氨甲环酸。此外，还应紧急抽血测定全血细胞计数（complete blood count，CBC）、血小板计数、部分凝血激活酶时间（partial thromboplastin time，PTT）、纤维蛋白原、国际标准化比值（international normalized ratio，INR）、血型和交叉配血。如有需要，应紧急咨询重症监护室、血液科和神经外科。

t-PA 对急性缺血性脑卒中的危害

每当 1 例患者受到致命性脑出血危害时，接受 t-PA 治疗的患者人数（number of patients needed to treat with tPA for one patient to be harmed，NNH）如下。

- ＜3h：NNH=40。

- 3～4.5h：NNH=50。
- 4.5～6h：NNH=40。

t-PA 引起的不太常见但重要的并发症包括血管性水肿（1.3%）和过敏反应（0.5%）。服用血管紧张素转换酶（angiotensin converting enzyme，ACE）抑制药的患者发生血管性水肿的风险更高，并且会损害气道。

你可以用抗组胺药、类固醇和标准的呼吸道管理来治疗过敏性 / 血管性水肿。不同医院的方案可能有所不同，但典型的医院方案包括甲泼尼龙 125mg 静脉注射，苯海拉明 50mg 静脉注射，雷尼替丁 50mg 静脉注射。

六、t-PA 禁忌证

t-PA 存在绝对禁忌证和相对禁忌证，在治疗前筛查这些禁忌证非常重要。下文摘自加拿大准则。您可能希望在处理脑卒中问题期间将其放在手边，以便快速参考。

t-PA 的禁忌证

- 绝对排除标准
  - 任何活动性出血源或出血因素。
  - 脑部成像显示有出血。

相对排除标准*

- 既往史。
  - 颅内出血史。
  - 过去 3 个月内发生脑卒中或严重头部或脊柱创伤。
  - 在过去 2 周内接受过重大手术，如心脏、胸部、腹部或骨科手术。
  - 过去 7 天内在不可压迫部位发生动脉穿刺。

临床表现

- 提示蛛网膜下腔出血的症状。
- 由另一种非缺血性急性神经系统疾病引起的脑卒中症状，如癫痫发作伴发作后。Todd 麻痹，或者重度低血糖或高血糖引起的局灶性神经系统体征。
- 对于难治性高血压给予积极的降压治疗后，仍无法达到或维持低于 185/110mmHg 的目标血压。
- 患者目前正在服用直接非维生素 K 口服抗凝药（阿哌沙班、利伐沙班、达比加群）。

神经影像学

- CT 显示广泛梗死的早期表现。

检验指标

– 国际标准化比值（INR）＞1.7。
– 血小板＜100。
– 血糖＜2.7mmol/L 或＞22mmol/L。
– 活化部分凝血活酶时间（activated partial thromboplastin time，aPTT）升高。

* 相对禁忌证需要根据具体情况进行临床判断（我们将在下文中单独讨论几个）。

引自 Boulanger JM, et al. Canadian stroke best practice recommendations for acute stroke management: prehospital, emergency department, and acute inpatient stroke care, 6th edition, update 2018. *Int J Stroke*. 2018;139:949–984.

下面我们将回顾 t-PA 的相对禁忌证并列举真实病例来分析、权衡获益和风险时需要考虑的因素。

1. 脑出血病史

关于给予有 ICH 既往史的患者 t-PA 治疗的数据很少。在少数已发表的病例中，对于既往患有 ICH 患者给予“适应证外”t-PA 治疗，结局有利。个体因素会影响获益 / 风险平衡，如患 ICH 的时间、发生 ICH 的病因，以及是否存在明确治疗（如弹簧圈栓塞术或夹闭术治疗动脉瘤性蛛网膜下腔出血），或者是否有脑微出血病史（尤其微出血灶超过 10 处），以及发病后发生脑软化的体积和位置。

2. 过去 3 个月内发生缺血性脑卒中

t-PA 治疗对此类患者的安全性在很大程度上是未知的，此类可用的已发表数据有限。可以通过权衡个体患者特征来考虑该因素，如当前脑卒中的严重程度、既往梗死的大小和机制，以及患者年龄。

3. 最近 2 周内接受过大手术或 7 天内对不可压迫部位血管进行过动脉穿刺

“大手术”类别包括在过去 2 周内接受过心脏、胸部、腹部或骨科手术。这类患者的数据很少，可能存在报告偏倚。对这些患者给予 t-PA 治疗的风险是会增加近期手术区域出血可能。文献中很少有对近期行手术治疗的患者给予 t-PA 治疗后出现全身出血或局部出血，并给予侵入性干预的病例。

7 天内对不可压迫部位血管行动脉穿刺（包括置入心脏起搏或除颤电极导线、透析导管或经导管置入心脏瓣膜）的患者，可能在重症监护室，并存在与其疾病相关的其他因素，这些因素会增加患者的出血风险。

4. 有癫痫发作表现

癫痫发作可发生在缺血性脑卒中发作时。可将该类患者列为相对禁忌证，应避免对其给予 t-PA 治疗，特别是在急性脑卒中出现癫痫发作的患者。

有超过 300 例已发表的关于缺血性脑卒中和癫痫发作患者的 t-PA 治疗病例，只有少数患者在治疗后发生症状性 ICH。CT 血管造影（CT angiography，CTA）检查对该类患者的诊疗很有意义，当临床和影像学表现支持患者有继发于急性缺血性脑卒中的癫痫发作的诊断时（特别是如果 CTA 显示血管闭塞），则应考虑给予 t-PA 治疗［和（或）EVT 治疗］。

5. 患者接受直接（非维生素 K）口服抗凝药（阿哌沙班、达比加群、依多沙班、利伐沙班）

患者直接口服抗凝药（direct oral anticoagulant，DOAC）溶栓的安全性尚不确定，且可能有较大不良反应。临床中，如果患者在过去 48h 内接受了 DOAC 末次给药，则通常将其视为 t-PA 治疗禁忌证。通常从家庭成员处获得的详细病史可能有助于收集这些信息。

病例展示

88 岁的老年患者，正在和女儿通电话，突然他开始口齿不清，左手拿不住电话。老人的妻子发现他的面部下垂，随即立即拨打了救护电话。老人有心房颤动病史，1 个月前因从楼梯上跌倒发生左侧硬膜下血肿而暂停心房颤动抗凝治疗。

初步评估时，患者血压为 205/100mmHg，心电图提示有心房颤动，NIHSS 评分为 6 分（左侧面部无力 2 分、左臂无力 1 分、感觉丧失 1 分、构音障碍 1 分和忽视 1 分）。

头颅 CT 平扫提示有一中等大小的亚急性左侧硬膜下血肿，无高密度血管征，右侧大脑 M_6 区呈灰白色分化（ASPECTS=9 分）。CT 血管造影显示右侧 M_2 段凝块太远，无法进行血管内治疗（EVT）。

考虑给予患者 t-PA 治疗后颅内出血的风险太大，故放弃使用 t-PA 治疗方案，并向患者及其家属做出解释。后患者被送入脑卒中中心进行标准脑卒中管理和康复。

七、特殊注意事项

1. t-PA 治疗腔隙性脑梗死

如第 4 章（脑卒中综合征）所述，腔隙性梗死可发生于半卵圆中心至脑桥基底部的任何部位，临床表现为典型的腔隙性综合征。关于 t-PA 治疗腔隙性梗死的疗效存在一些争议，因为其潜在机制是小血管疾病（大多数）而不是栓塞现象。

文献提供的证据表明，与未接受 t-PA 治疗的患者相比，使用 t-PA 治疗的腔隙性梗死患者在平均功能结局方面仍有所受益。虽然患有严重慢性小血管疾病的患者使用 t-PA 时发生症状性 ICH 的风险会有所增高，但这不会抵消这类患者从 t-PA 治疗中获得的益处。

2. t-PA 治疗轻微脑卒中

对表现出非常轻度和非致残性临床症状的患者给予 t-PA 治疗方案非常具有挑战性，目前存在争议。PRISMS 试验在 NIHSS 评分为 0～5 分的患者中（此类脑卒中患者的机体功能缺失不会妨碍他们进行基本活动）比较了 t-PA 治疗与口服阿司匹林预后的差别。研究发现，使用 t-PA 药物治疗并未明显改善预后，最终该试验提前终止，并未提供任何明确结论，并且没有完成患者的 CTA 检查进行血管评估。若 CTA 检查中发现患者存在血管闭塞或 CTP 成像上存在大血管区域风险可能有助于进行 t-PA 治疗的决策诊断。目前，TEMPO-2 试验正在就该问题做进一步调查研究。

3. t-PA 治疗时间窗延长

2018 年和 2019 年的两项试验提供了证据，证明在使用非常具体的成像标准的高度选择的患者中，t-PA 治疗可延长至 9h。Wake-Up Stroke 试验显示弥散加权成像（diffusion weighted imaging，DWI）和 MRI 上液体抑制反转恢复（fluid attenuated inversion recovery，FLAIR）序列之间的不匹配（DWI 阳性，FLAIR 阴性）可用于对症状发作时间未知的患者给予 t-PA 治疗。依据是该成像模式可以表明脑卒中发生在约 4.5h 内。

Extend 试验是一项多中心、随机化、安慰剂对照试验，入组了脑卒中发作后 4.5～9h 或出现脑卒中症状的睡眠脑卒中患者（如果在睡眠中点后 9h 内觉醒）。这些患者有低灌注，但通过灌注成像不匹配确定了可挽救的区域。不匹配定义为低灌注体积与缺血核心体积的比值＞1.2，体积绝对差＞10ml，缺血核心体积＜70ml。

与安慰剂相比，t-PA 治疗导致 mRS 评分为 0 或 1 分（表明无残疾）的患者百分比较高。t-PA 治疗组的症状性 ICH 病例更多（约 6% 和 1%）。笔者得出结论，在 CT 灌注成像良好的患者中，在 4.5～9h 给予 t-PA 治疗导致结局良好的患者百分比较高，但 ICH 风险增加。

t-PA 治疗总结

概述 t-PA 治疗方案适用于以下急性缺血性脑卒中患者。

- 发生可测量的或致残性的神经功能缺损。
- 脑卒中发作的时间窗（或最后一次观察正常时间）＜4.5h（如果非常具体的成像标准显示有灌注成像不匹配的图像，则新出现的证据支持给药时间窗至 9h）。
- CT 显示无广泛急性缺血性改变。

- 无颅内出血。
- 无重大禁忌证，血压＜185/110mmHg。

在数据收集过程中发现，试验组的需治疗人数(NNT)达到了极好的结局（无残疾；mRS 评分 0～1 分），发病后 3h 内给予 t-PA 治疗的患者 NNT 为 10 人，发病 3～4.5h 内给予 t-PA 治疗的患者 NNT 为 19 人。

t-PA 治疗后患者症状性颅内出血的风险约为 6%（致死性 ICH 的风险为 2%）。

t-PA 的唯一绝对禁忌证是活动性颅内或全身出血，其余为相对禁忌证，需根据具体情况仔细考虑。

总结

在本章中，我们回顾了 t-PA 的适应证和合格性、绝对和相对剂量禁忌证，以及对用药速度的需求。t-PA 治疗的需治疗人数（NNT）和伤害的患者人数（NNH）是很好的统计数据，在讨论 t-PA 治疗的基本原理、获益、风险和替代方案时，可以将 NNT、NNH 数据引用给患者和家属。本章还回顾了一些特殊的考虑因素，如对腔隙性脑梗死、轻微脑卒中给予 t-PA 治疗的讨论，并提出可根据影像学标准的诊断将 t-PA 治疗的时间窗延长至 9h。

参考文献

[1] National Institute of Neurological Disorders and Stroke rt-PA Stroke Study Group. Tissue plasminogen activator for acute ischemic stroke. *N Engl J Med*. 1995;333(24):1581–1587.

[2] Hacke W, et al. Thrombolysis with alteplase 3 to 4.5 hours after acute ischemic stroke. *N Engl J Med*. 2008;359(13):1317–1329.

[3] Emberson J, et al. Effect of treatment delay, age and stroke severity on the effects of intravenous thrombolysis with alteplase for acute ischaemic stroke: a meta-analysis of individual patient data from randomised trials. *Lancet*. 2014;384(99958):1929–1935.

[4] Saver JL. Number needed to treat estimates incorporating effects over the entire range of clinical outcomes: novel derivation method and application to thrombolytic therapy for acute stroke. *Arch Neurol*. 2004;61(7):1066–1070.

[5] Hill MD, Coutts SB. Alteplase in acute ischaemic stroke: the need for speed. *Lancet*. 2014;384(9958):1904–1906.

[6] Khatri P, Kleindorfer DO, Devlin T, et al. Effect of Alteplase vs Aspirin on functional outcome for patients with acute ischemic stroke and minor nondisabling neurologic deficits. The PRISMS Randomized Clinical Trial. *JAMA*. 2018;320(2):156–166.

[7] Thomalla G, et al. MRI-guided thrombolysis for stroke with unknown time of onset. *N Engl J Med*. 2018;379(7):611–622.

[8] Ma H, et al. Thrombolysis guided by perfusion imaging up to 9 hours after onset of stroke. *N Engl J Med*. 2019;380(19):1795–1803.

[9] Boulanger JM, et al. Canadian stroke best practice recommenda tions for acute stroke management: prehospital, emergency department, and acute inpatient stroke care, 6th edition, update 2018. *Int J Stroke*. 2018;13(9):949–984.

[10] Caplan LR, Biller J, Leary M, et al. *Primer on Cerebrovascular Diseases*. Academic Press; 2017.

[11] Demaerscalk BM, Kleindorfer DO, Adeoye OM, et al. Scientific rationale for the inclusion and exclusion criteria for intravenous alteplase in acute ischemic stroke: a statement for healthcare professionals from the American Heart Association/American Stroke Association. *Stroke*. 2016;47(2):581–641.

[12] Fugate JE, Rabinstein AA. Absolute and relative contraindications to IV rt-PA for acute ischemic stroke. *Neurohospitalist*. 2015;5(3):110–121.

[13] https://www.thennt.com/nnt/thrombolytics-acute-ischemic- stroke/.

[14] Pantoni L, Fierini F, Poggesi A. Thrombolysis in acute stroke patients with cerebral small vessel disease. *Cerebrovasc* Dis. 2014;37(1):5–13.

[15] Rabinstein A. Treatment of acute ischemic stroke. *Continuum*. 2017;23(1):62–81.

第 9 章 急性缺血性脑卒中治疗：血管内治疗

Acute Ischemic Stroke Treatment: Endovascular Therapy

苆翔 潘立 谢理政 高耀天 译

本章将概述大血管阻塞性脑卒中的血管内治疗（endovascular therapy，EVT）。我们将具体介绍以下 3 个方面。

- 脑卒中发病后 6h 内的 EVT 患者选择标准。
- 脑卒中发病后 6～24h 内的 EVT 患者选择标准。
- 以临床病例为例阐述 EVT 对前循环大血管闭塞患者的益处。

对于急性脑卒中的患者来说，EVT 指的是机械血栓切除术（用支架回收导管抽吸或取出）或直接动脉内或导管内血栓溶解。2015 年，5 项随机试验都证明了 EVT 对近端前循环闭塞引起的急性脑卒中患者是有益的。因此，它已成为有条件的地区符合指征患者的标准治疗方案。良好的试验结果归因于新一代的支架取出器技术和更好的影像引导下的患者选择标准。

这 5 个试验是：MR CLEAN、ESCAPE、SWIFT PRIME、REVASCAT 和 EXTEND IA。5 个试验中有 4 个因疗效显著而提前结束。

一般来说，如果患者符合静脉注射组织型纤溶酶原激活物（tissue-type plasminogen activator，t-PA）溶栓治疗的指征，EVT 通常应与静脉注射 t-PA 结合使用（尽管目前的研究正在调查如果患者直接去 EVT，是否真的需要 t-PA 给药）。值得注意的是，对 EVT 有潜在耐受性的大的近端血栓通常更难被溶解。另一方面，t-PA 可能溶解 EVT 无法触及的小 / 远端血栓。大约 10% 的缺血性脑卒中患者是由前循环中的大血管阻塞引起并能在发病后的 6h 内到达医院。

一、血管内治疗的疗效

Meta 分析证明，EVT 对于改善因前循环近端大动脉闭塞所致急性脑卒中患者的预后具有实质性益处。对共涉及 1287 例患者的 5 项 EVT 试验的汇总分析显示[1]，与单独使用药物治疗相比，在药物治疗中添加 1 项 EVT 可显著降低残疾率：EVT 使患者获得良好预后的概率增加 1 倍以上，即 mRS 评分 0～1 分（无残疾）或 mRS 评分 0～2 分（独立功能），神经系统几乎完全恢复的概率增加了 2 倍以上（NIHSS 得分 0～2 分）。在加拿大主导的 ESCAPE 试验中，EVT 使脑卒中患者存活并获得良好预后（Rankin 评分 0～2 分，即功能独立性）的概率从药物治疗组的 29% 增加到 EVT 组的 53%。

下面是标准和延长时间窗试验中大血管闭塞前循环 EVT 中的需治疗人数（number needed to treat, NNT）。

以 NNT 表示急性前循环大血管闭塞患者行 EVT 的好处[4, 5]

- 5 个试验（MR CLEAN、ESCAPE、SWIFT PRIME、REVASCAT 和 EXTEND IA）Meta 分析的 NNT 如下。
  - 90 天时功能结果改善（定义为 mRS 评分至少改善一个等级）的 NNT=2.6。
  - 90 天时功能独立（mRS 评分 0～2 分 *）的 NNT=5（*.mRS 评分 0～1 分 = 功能良好；mRS 评分 0～2 分 = 功能独立；mRS 评分 3～4 分 = 功能依赖；mRS 评分 5 分 = 卧床；mRS 评分 6 分 = 死亡）。

这些发现在不同的亚组中是一致的，包括年龄、性别、NIHSS 评分、ASPECTS 评分、颅内闭塞部位，以及是否给予 t-PA。

接受 EVT（±t-PA）的患者与仅接受 t-PA 的患者相比，症状性 ICH 的发生率和患者死亡率没有显著差异。

- 延长时间窗试验（DAWN 和 DIFFUSE 3）的 NNT 如下。
  - 90 天时功能独立的 NNT=3～4。
  - NNH=35（35 例患者中有 1 例出现症状性颅内出血）。

二、患者选择标准

下面，我们根据当前加拿大脑卒中最佳实践建议强调 EVT 的患者选择标准。

脑卒中发病后 6h 内到达的患者的 EVT 临床 / 影像选择标准

- 持续致残性脑卒中，并且 NIHSS 评分≥6 分。
- 易于取栓的前循环急性颅内动脉阻塞［包括远端小脑下动脉（inferior cerebral artery，ICA）、大脑中动脉（middle cerebral artery，MCA）的 M_1 或近端 M_2 分支］。

- ASPECTS 评分≥6 分的小到中度缺血核心（即梗死脑组织）。

脑卒中发病时间超过 6h（且<24h）患者的 EVT 临床 / 影像选择标准

- DAWN 和 DEFUSE 3 试验提供了证据，表明具有致残性脑卒中症状的患者可在 24h 内受益于 EVT，但选择标准十分严格。这其中包括醒来时出现脑卒中症状的患者（即醒后脑卒中）。以下是 DEFUSE 3 试验中患者的选择标准。
  - 最后正常时间为 6～16h。
  - ICA 或 MCA M_1 段颅内动脉闭塞。
  - NIHSS 评分≥6 分。
  - 缺血核心体积<70ml，失配率≥1.8，失配体积≥15ml（失配率 = 灌注损伤体积 / 缺血核心体积。失配体积 = 灌注损伤体积 – 缺血核心体积）。
  - 年龄 18—90 岁。

引自 Boulanger JM, et al. Canadian stroke best practice recommendations for acute stroke management: prehospital, emergency department, and acute inpatient stroke care, 6th edition, update 2018. *Int J Stroke*. 2018;13(9):949–984.

病例展示

72 岁女性患者，下午 13:00 她正在午睡，丈夫看见她表现正常。14:15，她醒来时感觉右侧上肢无力，当时患者没有重视，决定再睡一觉。15:30，她再次醒来时感觉右上肢和右侧下肢严重无力，她试图与丈夫说话，但她无法做到这一点。患者的丈夫立即拨打了急救电话。

她 16:00 被送达急诊室并马上接受评估。初步评估时，她的血压为 210/105mmHg，心率为每分钟 88 次，节律正常。她意识清楚但不能说出或重复任何单词，也不能服从任何简单的命令。她的 NIHSS 初始得分为 24 分［意识水平（level of consciousness，LOC）为 1 分，LOC 提问为 2 分；LOC 命令为 2 分，视线向左偏移为 2 分、同侧偏盲为 2 分，面部无力为 2 分。右臂无力为 4 分，右腿无力为 4 分，感觉丧失为 2 分及失语症为 3 分］。她被急速送往 CT 室。头颅 CT 平扫显示左侧 MCA 高密度征象，左侧岛叶、M_2 和 M_3 灰白质分化不清（ASPECTS 评分 =7 分）。CT 血管造影显示左侧近端 M_1 闭塞，但侧支循环尚可。CT 灌注显示不匹配的灌注图像，缺血核心体积较小。

患者被诊断为一种原因不明的 M_1 闭塞所致的严重

急性缺血性脑卒中。如果没有再通，预测预后很差（全面失语症、严重残疾和功能依赖）。在这种情况下，推荐的治疗方法是静脉注射 t-PA 加 EVT，尽可能改善其预后，避免长期残疾。

完成影像检查及评估的时间是 16:20（距离她最后一次被发现一切正常的时间间隔为 3h20min）。她接受了 10mg 拉贝洛尔静脉注射，以将血压降至＜185/110mmHg，然后在 16:40 立即静脉注射 t-PA（入院到进针时间为 40min）。她立即被带到血管室进行 EVT。17:15 进行了腹股沟穿刺（入院到腹股沟穿刺的时间间隔为 1h15min）。17:45，EVT 手术成功地实现了血管的完全再通，同时伴有明显的神经功能恢复（图 9–1）。

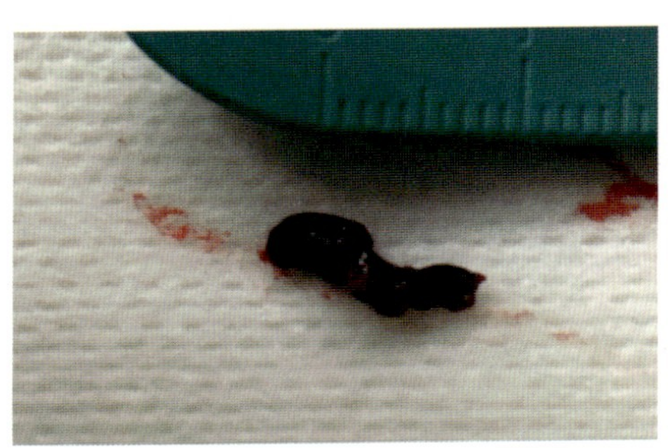

▲ **图 9–1　EVT 去除 M_1 血栓栓子**

照片由 Leodante da Costa 博士提供

她被送入重症监护室进行 t-PA/EVT 后的标准管理和血压控制（<180/105mmHg）。24h 后，她的 NIHSS 评分提高到 3 分（面部无力 1 分，右臂无力 1 分，感觉障碍 1 分）。她的 CT 显示只有一个小的皮质下梗死且没有出血。她完成了标准的脑卒中病因筛查，且能够在 3 天后带着合适的诊疗计划出院并转到门诊接受后续的康复治疗。她每天服用 81mg 阿司匹林预防二次脑卒中，并在出院时使用可穿戴式心电图监测仪筛查阵发性心房颤动，如果检测到心房颤动，必要时会追加抗凝治疗。

三、成像分析和治疗决策流程

由于许多任务是并行或顺序完成的，为了总结脑卒中治疗的规范流程，我们绘制了一个成像分析和治疗决策流程图（图 9-2）。头颅 CT 平扫（noncontrast head CT，NCCT）和 CTA（头颈部血管成像）是可连续获得的，但 CTP 可能取决于患者情况和位置。蓝色条目支持溶栓治疗，紫色条目支持 EVT 治疗。红色条目支持不进行超急性治疗。

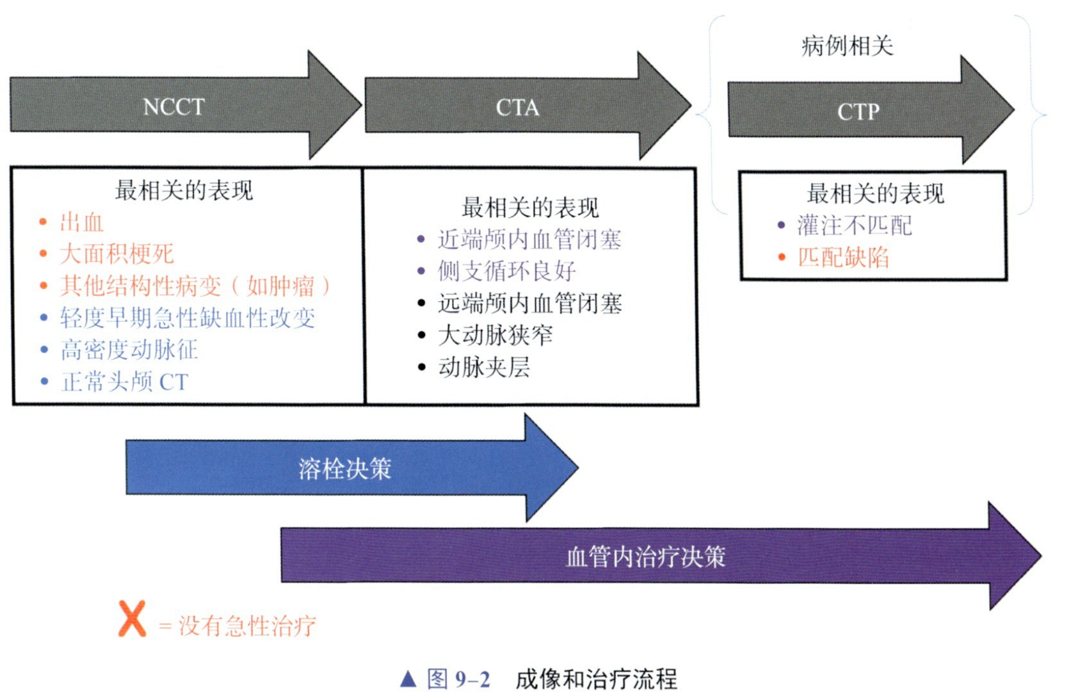
病例相关
NCCT
CTA
CTP
最相关的表现
• 出血
• 大面积梗死
• 其他结构性病变（如肿瘤）
• 轻度早期急性缺血性改变
• 高密度动脉征
• 正常头颅 CT
最相关的表现
• 近端颅内血管闭塞
• 侧支循环良好
• 远端颅内血管闭塞
• 大动脉狭窄
• 动脉夹层
最相关的表现
• 灌注不匹配
• 匹配缺陷
溶栓决策
血管内治疗决策
X = 没有急性治疗

▲图 9-2　成像和治疗流程

总结

在本章中，我们回顾了不同时间窗（发病后 6h 内和发病后 6～24h）的前循环近端大血管闭塞患者的 EVT 治疗指征，并用 NNT 显示了治疗后相关获益情况。

我们可以得到一个良好的统计数据，在脑卒中发病后 6h 内的前循环大血管闭塞患者进行 EVT 后在 90 天时恢复功能独立性的 NNT 为 5。

参考文献

[1] Goyal M, et al. Endovascular thrombectomy after large-vessel ischaemic stroke: a meta-analysis of individual patient data from five randomized trials. *Lancet*. 2016;387(10029):1723–1731.

[2] Albers GW, et al. Thrombectomy for stroke at 6 to 16 hours with selection by perfusion imaging. *N Engl J Med*. 2018;378(8):708–718.

[3] Boulanger JM, et al. Canadian stroke best practice recommendations for acute stroke management: prehospital, emergency department, and acute inpatient stroke care, 6th edition, update 2018. *Int J Stroke*. 2018;13(9):949–984.

[4] http://www.thennt.com/nnt/endovascular-thrombectomy-isch- emic-stroke-beyond-6–hours-onset-symptoms/.

[5] http://www.thennt.com/nnt/early-endovascular-thrombecto- my-large-vessel-ischemic-stroke-reduces-disability-90–days/.

[6] Noqueira RG, et al. Thrombectomy 6 to 24 hours after stroke with a mismatch between deficit and infarct. *N Engl J Med*. 2018;378(1):11–21.

[7] Rabinstein A. Treatment of acute ischemic stroke. *Continuum*. 2017;23(1): 62–81.

第 10 章　基底动脉闭塞

Basilar Artery Occlusion

程谦涛　汪　威　译

本章将为您提供早期识别和处理基底动脉闭塞的临床方法。我们将阐述以下内容。

- 与基底动脉闭塞相关的临床综合征（近端和尖部基底动脉闭塞）。
- 基底动脉闭塞的处理——应用血管内治疗（endovascular therapy，EVT）和组织型纤溶酶原激活物（t-PA）的现有佐证。

一、基底动脉综合征

基底动脉闭塞（basilar artery occlusion，BAO）虽然相对来说并不常见（约占缺血性脑卒中的 1%），但其在所有缺血性脑卒中类型中死亡率和致残率最高，因此是一个不想遗漏的诊断。值得关注的是，基底动脉闭塞后静脉溶栓和血管内治疗干预时间窗要比前循环长得多。当疑似诊断基底动脉脑卒中时，推荐的诊断性检查是急诊头颅 CT 和

CTA。“时间就是大脑（脑干）……”，如果不能再通，常常预后不良。如果及时再通，就可能预后良好。

急性基底动脉闭塞患者会表现为突发性意识丧失、偏瘫、四肢瘫或延髓症状（构音障碍、口齿不清、复视、眩晕、面瘫等）。另一临床表现可以是进展为意识水平下降的“断续进程的脑干症状”（复视、构音障碍、眩晕、平衡困难）。这一进展性 / 断续的病程通常是严重的基底动脉粥样硬化疾病导致的结果。在最终出现基底动脉闭塞的患者中，多达 60% 的患者可能出现前驱（脑干）症状。让我们回顾一下基底动脉综合征。

一些患者可有异常运动，如阵挛、全身震颤、痉挛或颤抖，易被误诊为癫痫发作。

脑干脑卒中患者可能会出现“闭锁”状态，表现为四肢、面部和口腔瘫痪（无法移动或说话），但仍能保留认知功能和警觉性。不要将其误诊为昏迷。处于闭锁状态的患者对外界仍具有感知力并能通过眼进行交流，如眨眼和眼球上下活动。该现象的出现是由于脑桥受损，影响皮质脊髓、皮质延髓和皮质脑桥束，而高位神经中枢功能保留。

二、基底动脉闭塞的治疗

基底动脉闭塞患者尚未被纳入以 t-PA 和 EVT 治疗为主的临床试验，因此目前尚缺乏相关的随机数据和治

近端基底动脉综合征

与此综合征相关的神经症状如下。

- 意识水平(level of consciousness,LOC)(嗜睡或昏迷)改变。
- 四肢麻痹或瘫痪(会有不对称)。
- 可出现“交叉瘫”，即右侧面部和左侧肢体瘫或相反。
- 可有反常运动，如阵挛、震颤、痉挛和颤抖。这些动作可能被误诊为癫痫发作。
- 眼球运动异常；复视。
  - 可能包括：水平凝视麻痹(完全性或单侧性)、单侧或双侧核间性眼肌麻痹(internuclear ophthalmoplegia，INO)、一个半综合征、眼球反向偏斜、凝视麻痹性眼球震颤、双侧上睑下垂等。
- 瞳孔异常。
  - 可能有针尖样的瞳孔。
- 共济失调。
- 延髓症状(通常为双侧)。
  - 可能有面瘫、吞咽困难、构音或发音障碍。可能出现腭肌阵挛。
- 假性延髓情绪(强哭强笑)。

疗指南。

观察性研究（非随机化）表明，基底动脉闭塞患者使用静脉注射 t-PA 或 EVT 的再通率＞50%(未治疗者＜20%)，并且在脑部影像表现良好的前提下，可以延长时间窗以实施安全有效的静脉注射 t-PA（延长时间窗达

基底动脉尖综合征

与该综合征相关的神经症状如下。

- 瞳孔异常（动眼神经副核、第Ⅲ神经核或下行交感系统的传入纤维受累）。
  – 瞳孔可能缩小、居中或扩大，这取决于病变的程度和范围。
- 眼球运动异常。
  – 垂直凝视障碍。
  – 会聚 – 回缩性眼球震颤。
- LOC 改变（嗜睡或昏迷）。
- 遗忘。
- 躁动、幻觉（脑干性幻觉症 – 生动、直观、多种颜色和对象）。
- 同向性偏盲。

4.5h 以上）或 EVT 干预措施。关于基底动脉闭塞为什么可以有更长时间窗的生物学原理已有发表[1]。然而，对于基底动脉闭塞准确时间窗上限医疗界尚未做出清晰的界定，具体指导意见也不完善。最有可能获得良好临床预后的患者是那些轻度脑卒中损伤、基线脑显像无广泛性梗死和侧支循环良好的患者。

Strbian 等[2]的研究是关于基底动脉闭塞最大的单中心前瞻性研究之一（184 例连续患者），该研究中大多数（95%）患者接受静脉注射 t-PA（联合肝素）治疗，7% 接受机械血栓切除术，2% 接受动脉内溶栓治疗，患者在发病后 48h 内接受治疗（40% 的患者在发病 6h 内接受治疗，60% 在发病后 6～48h 接受治疗）。基线头颅 CT 无广泛缺血性改变（pc-ASPECTS 评分 8～10 分）的患者中 73% 的患者实现了血管再通，而超过 60% 的再通患者取得了良好的临床治疗效果［改良 Rankin 量表（modified Rankin Scale，mRS）评分 0～3 分］。根据从发病到治疗的时间不同，再通率分别为：起病后 6h 内治疗的患者为 82%，起病后 6～12h 治疗者为 70%，起病 12～24h 治疗者为 75%。

与不良预后相关的主要因素是：高龄、严重临床基线脑卒中损伤（NIHSS 初始评分较高）、再通不足及基线头颅 CT 广泛的缺血性改变。

对于 CT 显示无基线广泛性缺血性改变的患者，从脑卒中起病到治疗的间隔时长并非为预测临床预后的有效因素。

在 BASICS 研究[3] 中，前瞻性多中心纳入急性基底动脉闭塞患者，27 例没有接受任何治疗的患者中 26 例（96%）在 1 个月内死亡；剩下的 1 例幸存者遗留严重残疾和生存依赖。另有 409 例患者接受了静脉注射 t-PA 或动脉内溶栓治疗或两者联合治疗。总的来说，67% 接受静脉注射 t-PA 的患者和 72% 接受动脉内溶栓的患者实现了再通。与治疗时间延迟相比，早期开始治疗的患者生存概率更大且身体功能恢复良好。在一个由 114 例发病后 9h 内接受治疗且在治疗前尚未出现昏迷或闭锁状态或四肢瘫痪的患者组成的亚组中，82% 的患者存活，66% 的存活患者取得了令人满意的预后（mRS 评分 0～3 分）。相反，纳入患者中预处理期进展到严重缺损（昏迷、四肢瘫或闭锁状态），以及发病 9h 以后才开始治疗的患者，均未取得良好预后（全部死亡或严重残疾）。

Kumar 等[4] 的一篇对基底动脉闭塞再灌注治疗的观察性研究的 Meta 分析中，汇集了 2013 年 8 月之前发表的 45 项研究里 2056 例患者的研究结果，总体再通率达到了 75%（静脉溶栓 59%，动脉内 / 血管内治疗 77%）。发病后 12h 内接受治疗的患者再通率为 81%，发病 12h 以上接受治疗的患者再通率为 73%。血管再通（与无再通相比）与死亡率降低 2 倍、死亡率或依赖性降低 1.5 倍相关。

目前最大的关于 EVT 应用于急性基底动脉闭塞的前瞻性队列研究是 BASILAR 研究[5]，该研究涵盖了中国 47 个脑卒中中心，中心内纳入了有急性症状（n=829）并可在预计闭塞时间 24h 内接受治疗的连续性基底动脉闭塞患者。研究结果支持 EVT 治疗基底动脉闭塞的有效性和安全性。81% 的患者通过 EVT 实现了再灌注。接受 EVT 治疗的患者中 32% 在 90 天内获得了良好的功能恢复（mRS 评分 0～3 分）。在倾向性评分匹配分析中，与接受标准药物治疗的患者相比，接受 EVT 的患者 90 天预后良好的患者比例（mRS 评分 0～3）明显较高（28%

vs. 10%；$P<0.001$），90 天死亡率也较低（47% vs. 70%；$P<0.001$）。

BEST 试验[6]将来自中国的 131 例患者随机分为 2 组，在椎 – 基底动脉闭塞发病 8h 内分别接受血管内治疗联合标准药物治疗和单纯标准药物治疗。由于交叉率高（从对照组到介入组）和招募率低，该试验提前终止，凸显出对基底动脉闭塞进行随机试验的挑战性。在（意向治疗的）主分析中，没有证据表明参与者 90 天 mRS 0～3 分的比例存在差异。然而，在亚组分析中，与标准组相比，实际接受干预的患者 mRS 0～3 分的比例更高（44% vs. 25%）。其他针对基底动脉闭塞的 EVT 随机试验目前正在进行中[7]。

总结

在本章中，我们回顾了急性基底动脉闭塞的诊断和血管再通治疗的效果。基底动脉闭塞曾一度被公认为基本致命的脑卒中类型，随着现代治疗技术进步，对部分患者来说基底动脉闭塞已成为潜在可治疗的疾病。目前正在进行中的随机治疗试验，未来可能会影响治疗方法的推荐。

参考文献

[1] Lindsberg PJ, Pekkola J, Strbian D, et al. Time window for recanalization in basilar artery occlusion. Speculative synthesis. *Neurology*. 2015;85:1806–1815.

[2] Strbian D, Sairanen T, Silvennoinen H, et al. Thrombolysis of basilar artery occlusion: impact of baseline ischemia and time. *Ann Neurol*. 2013;73:688–694.

[3] Schonewille WJ, et al. Treatment and outcomes of acute basilar artery occlusion in the basilar artery international cooperation study (BASICS): a prospective registry study. *Lancet Neurol*. 2009;8:724–730.

[4] Kumar G, Bavarsad Shahripour R, Alexandrov AV. Recanalization of acute basilar artery occlusion improves outcomes: a meta-analysis. *J Neurointerv Surg*. 2014;7(12):868–874.

[5] Writing Group for the BASILAR Group. Assessment of Endovascular Treatment for Acute Basilar Artery Occlusion via a Nationwide Prospective Registry. *JAMA Neurol*. Published online February 20, 2020 https://doi/10.1001/jamaneurol.2020.0156.

[6] Liu X, et al. Endovascular treatment versus standard medical treatment for vertebrobasilar artery occlusion (BEST): an open-label, randomised controlled trial. *Lancet Neurol*. 2020;19(12):115–122.

[7] Mattle HP, Marcel A, Lindsberg PJ, et al. Basilar artery occlusion. *Lancet Neurol*. 2011;10:1002–1014.

第 11 章　急性脑卒中治疗：急性血压管理和抗凝逆转

Acute Stroke Treatment: Acute Blood Pressure Management And Anticoagulation Reversal

林可懿　张　洋　江　涛　译

本章将为您提供一种在急性脑卒中情况下调节血压的方法。我们将针对以下几种情况回顾当前血压的最佳实践建议。

- 不适合溶栓治疗的缺血性脑卒中患者。
- 可供溶栓治疗的缺血性脑卒中患者，以及溶栓治疗期间和之后的血压目标，并附有临床插图。
- 急性脑出血患者的血压管理。

我们还将回顾急性脑卒中患者抗凝药相关颅内出血的管理。

一、急性脑卒中患者血压控制

急性缺血性脑卒中患者的血压控制需要一个微妙的平衡。一方面，非常高的血压可增加脑水肿或出血转化的风险。另一方面，血压过快纠正或急剧下降会降低脑灌注压，加重缺血。

根据目前的加拿大脑卒中最佳实践建议，不适合溶栓治疗的患者只有在收缩压＞220mmHg 或舒张压＞120mmHg 时才应降低血压。
对于需要溶栓治疗的患者，收缩压应＜185mmHg，舒张压应＜110mmHg。t-PA 给药后 24h，血压应维持在 180/105mmHg 以下，以最大限度地降低脑出血的风险。

静脉内降压药的选择应基于当前的高血压指南，其中包括作为一线药物的拉贝洛尔、肼屈嗪或卡托普利。由于其快速和可预测的机制，拉贝洛尔通常被用作一线药物，以避免血压急剧下降。对于心动过缓、心脏传导阻滞或哮喘患者应谨慎使用。典型的第一次剂量为 5～10mg 静脉注射，持续 1min，并根据需要每 5 分钟重复一次。几次静脉注射后，您应该考虑开始输注拉贝洛尔，尤其是在 t-PA 输注期间和之后将血压维持在目标值。

病例展示

55岁女性患者，表现为纯运动腔隙综合征的脑卒中，适合t-PA治疗；然而，她的血压约为240/120mmHg，心率为每分钟85次。住院医生静脉推注10mg拉贝洛尔超过1min，效果甚微。他们重复这样做3次（每5分钟1次），观察心动过缓，她的血压降低到200/110mmHg，心率每分钟77次。决定开始输注拉贝洛尔，15min后，她的血压为183/100mmHg。然后给予TPA团注，维持拉贝洛尔输注，目标血压<180/105mmHg，密切观察心率以观察心动过缓。

二、脑出血急性血压管理

在脑出血的情况下，应密切监测血压，因为高血压与血肿扩大和神经功能恶化有关。最近的临床试验试图确定脑出血患者的最佳血压目标。

INTERACT 2试验[1]比较了强化组和标准组的降低血压（强化组平均收缩压降至150mmHg，标准组平均收缩压降至164mmHg）。两组之间的死亡率或严重致残率没有总体差异，但强化血压治疗组的致残率较低。

ATACH 2试验[2]也比较了强化组和标准组的血压降低，尽管强化组血压降低到平均129mmHg，标准组血压降低到平均 141mmHg。在随机分组到强化组的患者中，死亡率或致残率没有差异，但肾损伤的发生率更高。

虽然两项试验的目标血压相同，但 ATACH 2 试验的血压降低更快、更明显。在平均血压达到 129mmHg 的组中，有更多的肾损伤事件。

对于急性脑出血，收缩压升高在 150～220mmHg 的患者，建议快速降压，目标收缩压为 140mmHg，静脉降压药物，频繁监测血压。

对于收缩压＞220mmHg 的患者，最佳目标不太清楚，收缩压目标在 140～160mmHg 被认为是合理的。

三、急性脑卒中患者抗凝相关颅内出血的管理

对于出现急性颅内出血的患者，重要的是迅速确定患者是否有凝血障碍或正在服用抗凝血药物（如华法林、肝素、阿哌沙班、艾多沙班、达比加群酯、利伐沙班；最后一次服药的时间）。得到 STAT 国际标准化比值（international normalized ratio，INR）、部分凝血激活酶时间（partial thromboplastin time，PTT）和血小板计数。

抗凝相关颅内出血是危及生命的急症。如果患者正

在服用升高 INR 的华法林，建议立即给予凝血酶原复合物浓缩液，这是一种快速作用的特异解毒剂，可逆转华法林（通常由医院血库提供；输注超过 15～30min，剂量取决于 INR 水平），除了静脉注射 10mg 剂量的维生素 K，保留华法林，并重复 INR 间隔，看看是否需要额外的治疗。肝素相关出血的解毒剂是鱼精蛋白。达比加群酯的特效解毒剂是伊达鲁齐单抗，Xa 因子抑制药是 Andexanet alfa（美国食品药品管理局批准；加拿大目前没有）；两者都能迅速逆转血清抗凝血药水平。目前正在进行的临床试验正在评估这些新型解毒剂，在此期间，凝血酶原复合物浓缩物可用于Xa 因子抑制药相关出血。除了上述达比加群酯或Xa 因子抑制药的逆转策略外，还可以考虑氨甲环酸。对于严重血小板减少症患者，进行血小板输注。不同医院的抗凝逆转方案可能有所不同，临床医生应参考当地医院的做法。在诊断出抗凝血药相关的颅内出血后，应尽快使用逆转药物，并与其他治疗策略（包括降压、重症监护或手术）同时使用。

总结

重要的血压最佳实践推荐目标如下。

- ＜185/110mmHg：t-PA 资格的公认临界值。

- ＜180/105mmHg：用于 t-PA 使用后 24h。
- 允许性高血压（＜220/120mmHg）推荐用于未接受 t-PA 或 EVT 急性干预的缺血性脑卒中患者。
- 在大多数急性脑出血病例中，收缩压目标应为 140～160mmHg。

快速确定患者是否有凝血障碍或正在服用抗凝药物，并在诊断出抗凝相关颅内出血后尽快给予特定的逆转药物。

参考文献

[1] Anderson CS, et al. Rapid blood-pressure lowering in patients with acute intracerebral hemorrhage. *N Engl J Med*. 2013;368(25):2355–2365.

[2] Qureshi AI, et al. Intensive blood-pressure lowering in patients with acute cerebral hemorrhage. *N Engl J Med*. 2016;375(11):1033–1043.

[3] Boulanger JM, et al. Canadian stroke best practice recommendations for acute stroke management: prehospital, emergency department, and acute inpatient stroke care, 6th edition, update 2018. *Int J Stroke*. 2018;13(9):949–984.

[4] Butcher KS, et al. The intracerebral hemorrhage acutely decreasing arterial pressure trial. *Stroke*. 2013;44(3):620–626.

[5] Hemphill JC, et al. Guidelines for the management of spontaneous intracerebral hemorrhage: a guideline for healthcare professional from the American Heart Association/American Stroke Association. *Stroke*. 2015;46(7):2032–2060.

[6] Rabinstein A. Treatment of acute ischemic stroke. *Continuum*. 2017;23(1):62–81.

第 12 章　急性缺血性脑卒中治疗：急性抗血小板治疗

Acute Ischemic Stroke Treatment: Acute Antiplatelet Therapy

王晓健　林可懿　译

本章将为不适合 t-PA 或 EVT 的急性脑卒中患者提供抗血小板治疗的重点方法。我们将回顾关于单一抗血小板治疗和双重抗血小板治疗的适应证的最佳实践建议。

一、单一抗血小板治疗

对于不适合 t-PA 或 EVT 的缺血性脑卒中患者，早期使用阿司匹林（ASA）治疗有利于降低早期脑卒中复发和死亡风险。根据 2014 年 Cochrane 综述 [1]，脑卒中发作 48h 内给予阿司匹林单药治疗可显著降低复发性缺血性脑卒中、死亡或功能依赖的概率（n=41 483）。每 1000 例服用 ASA 的急性患者中，9 例死亡和 7 例复发性脑卒中将得到预防。

根据加拿大脑卒中最佳实践建议，出现缺血性脑卒中或短暂性脑缺血发作（transient ischemic attack，TIA）的患者，如果不符合 t-PA 或 EVT 的急性干预条件，并且基线时没有使用抗血小板药物，应立即服用 ASA（如果他们通过了吞咽评估，可以口服或直肠给药），除非有双重抗血小板治疗（dual antiplatelet therapy，DAPT）或抗凝的指征。

ASA 典型的剂量是 160mg 口服或 325mg 直肠给药。在此之后，应每天服用 ASA 81mg（除非有 DAPT 或抗凝指征）。

二、双重抗血小板治疗

轻度急性缺血性脑卒中（NIHSS 0～3 分）或高危 TIA（ABCD2 评分≥4 分）患者在出现症状后，在头颅 CT 排除出血后尽快开始短期 DAPT 治疗（每日 ASA 81mg+ 氯吡格雷 75mg）。对于未接受 t-PA 或 EVT 的患者，该方案得到 3 项试验（FASTER 试验、CHANCE 试验和 POINT 试验）和 Meta 分析结果的支持。

CHANCE 试验[2]完全在中国人群中进行，为轻度急性缺血性脑卒中（NIHSS 0～3 分）或高危 TIA（ABCD2 评分≥4 分）患者提供了 3 周 DAPT 疗程（症状出现后

24h 内开始）的有利证据，随后进行单一抗血小板治疗。与单独接受 ASA 组相比，DAPT 组在 90 天内发生新的缺血性脑卒中的患者较少（8.2% vs. 11.7%），脑卒中复发的患者相对降低了 30%。全身性或颅内出血发生率两组间差异无统计学意义。

POINT 试验[3]纳入了来自美国的大多数患者，对症状出现 12h 内开始的急性轻度脑卒中（NIHSS 0～3 分）或高危 TIA（ABCD2 评分≥4 分）患者进行了为期 90 天的 DAPT 与 ASA 单药治疗的比较。在 DAPT 组中，90 天内复发缺血性脑卒中的患者较少（4.6% vs. 6.3%），大部分脑卒中减少发生在第一周内。与单一抗血小板组相比，DAPT 组在 90 天内大出血（包括全身出血和症状性颅内出血）发生率更高（0.9% vs. 0.4%）；然而，大部分出血发生在 30 天后。治疗组间症状性脑出血或出血性脑卒中发生率无显著差异。重要的是，尽管 CHANCE 和 POINT 试验的入组标准相似，但 DAPT 的持续时间不同（POINT 试验为 90 天，CHANCE 试验为 21 天）。

一项涉及超过 10 000 例患者的 CHANCE、POINT 和 FASTER 试验的 Meta 分析[4]证实，与 TIA 或轻度脑卒中后的单一抗血小板治疗相比，阿司匹林和氯吡格雷联合治疗可将 1000 例患者中随后发生脑卒中的风险降低 20 例（绝对获益 2%），主要在前 10 天内。大出血的风险很小，为 2‰，并且随着时间的推移，风险不断累积。每 1000 例患者接受 DAPT 治疗，而不是单独使用 ASA，可预防 19 例缺血性脑卒中，并发生 2 例大出血。为了获得最大的净效益，DAPT 的推荐时间是发生缺血性脑卒中后的前 21 天。

总之，轻度非出血性脑卒中（NIHSS 0～3 分）或出现症状 24h 内出现高危 TIA 的患者，如果无禁忌证，应每日使用阿司匹林 81mg + 氯吡格雷 75mg，治疗 21 天，此后使用抗血小板单药治疗（ASA 或氯吡格雷），除非有抗凝指征，且出血风险不高。

患者应同时服用 ASA 和氯吡格雷。脑卒中治疗的典型负荷剂量是 ASA 160mg（随后是每日 81mg），氯吡格雷 300mg（随后是每日 75mg）。

孤立性的感觉症状、视觉改变、头晕 / 眩晕或有颅内出血史的患者被排除在这些试验之外。此外，改良 Rankin 量表评分＞2 分（基线时为中度残疾）的患者也被排除。中重度缺血性脑卒中患者、出血高危患者不建议采用双抗血小板治疗。

病例展示

63 岁女性患者，工作时正在电脑上打字，突然左臂无法抬起。她告诉了同事，同事也注意到她面部下垂，说话含糊不清。她的同事立即拨打了急救电话。无伴发神经功能缺损。在去医院的路上，她康复了。她有未治疗的睡眠呼吸暂停和高血压病史，并服用抗高血压药物。既往无出血或消化性溃疡病史。

她的血压是150/85mmHg，心率是98 次/分，正常。神经系统检查正常（NIHSS 评分 = 0 分）。

头颅 CT 平扫及头颈部动脉 CTA 无明显差异。

患者在急诊科接受观察，并在症状出现的前 4.5h 内每隔一段时间对其进行重新评估，患者无任何症状复发或症状波动。

诊断为 TIA，病因尚未确定。她被进行 t-PA 评估，考虑到她的自发恢复和 CTA 上没有血栓，不属于候选人。她通过了吞咽评估，并在急诊室口服阿司匹林 160mg 和氯吡格雷 300mg。她被认为是出血的低风险类别。与她讨论了 DAPT 的基本原理，以及益处和风险。她被指示每日服用阿司匹林 81mg+氯吡格雷 75mg，持续 21 天，然后停止氯吡格雷，继续服用阿司匹林 81mg，无限期地预防继发性脑卒中。计划进行完整的脑卒中病因学检查，包括心电图监测和超声心动图，以检查阵发性心房颤动或其他心脏栓塞源。

如果患者在抗血小板单药治疗中有缺血性脑卒中，而不是 DAPT 的候选人，该怎么办？

目前，没有足够的证据来指导这种情况下的管理。临床医生经常选择切换到不同的抗血小板治疗（例如，从阿司匹林切换到氯吡格雷单药治疗）。应全面回顾脑卒中复发的潜在原因，并对所有血管危险因素进行优化和积极管理。

总结

我们回顾了不适合 t-PA 或 EVT 急性再灌注治疗的患者单一抗血小板治疗的适应证、剂量和给药途径。对于出现 TIA 或轻度缺血性脑卒中且未接受 t-PA 或 EVT 的患者，DAPT 的适应证（21 天）包括 NIHSS 评分 0～3 分或高危 TIA。考虑假性脑卒中是重要的患者群体，以避免过度治疗。

参考文献

[1] Sandercock PA, Counsell C, Tseng MC, Cecconi E. Oral antiplatelet therapy for acute ischaemic stroke. *Cochrane Database Syst Rev*. 2014;3:CD000029.

[2] Wang Y, et al. Clopidogrel with aspirin in acute minor stroke or transient ischemic attack. *N Engl J Med*. 2013;369(1):11–19.

[3] Johnston SC, et al. Clopidogrel and aspirin in acute ischemic stroke and high-risk TIA. *N Engl J Med*. 2018;379(3):215–225.

[4] Hao Q, et al. Clopidogrel plus aspirin versus aspirin alone for acute minor ischaemic stroke or high risk transient ischaemic attack: systematic review and meta-analysis. *BMJ*. 2018;363:k5108.

[5] Boulanger JM, et al. Canadian stroke best practice recommendations for acute stroke management: prehospital, emergency department, and acute inpatient stroke care, 6th edition, update 2018. *Int J Stroke*. 2018;13(9):949–984.

[6] Johnston SC, Elm JJ, Easton JD, et al. On behalf of the POINT and Neurological Emergencies Treatment Trials Network Investigators. Time course for benefit and risk of clopidogrel and aspirin after acute transient ischemic attack and minor ischemic stroke: a secondary analysis from the POINT randomized trial. *Circulation*. 2019;140(8):658–664.

[7] Kennedy J, Hill MD, Ryckborst KJ, et al. Fast assessment of stroke and transient ischaemic attack to prevent early recurrence (FASTER): a randomised controlled pilot trial. *Lancet Neurol*. 2007;6(11):961–969.